Bettina Kenter

Auf Rosen gebettet?

Geschichten von Wellness und Wellnepp

Bibliografische Information der Deutschen Nationalbibliothek:
Die Deutsche Nationalbibliothek verzeichnet diese Publikation in der Deutschen Nationalbibliografie; detaillierte bibliografische Daten sind im Internet über < http://dnb.d-nb.de > abrufbar.

Herstellung und Verlag:
Books on Demand GmbH, Norderstedt
ISBN: 978-3-8370-9433-6

Inhaltsverzeichnis

»Is' bei all diese Wellness-Angebotte und des ganze esottärische Kram wie mit a große Strauß von Blumen. Stell dir vor, hundertfinfzig Rosen, wo sind hundertneinundvierzig falsch und is' ächt nur eine. Wie willsch sie findn, in so a grrroße Haufen? Kannsch sie net auseinanderkennen, weil sind die falschn suppergut nachg'macht, mit feinste seidige Blietenblätter; und duftet die ächte so stark, dass du net weisch, welche is', wo duftet so himmlisch. Und kännen sie heutzutags auch nachmachn Difte kinstlich, weisch, is' alles Schwarrrrze Magie fier mich. Brauchsch also Errrfahrung, unbetriegliche Nase und Spitzen-Fingerspitzengefiel, sonsch is' unmeglich rrrauszufindn, welche Rose is' ächt und aus Gottes Garten!«

(Frau Liba)

WELLNESSBETRACHTUNGEN

Ich bin nicht hellsichtig, kann keine Aura orten, und diese Zeilen wurden nicht gechannelt. Die vorliegenden Ausführungen beruhen lediglich auf meinen persönlichen Erfahrungen, die weitreichend sind, jedoch nicht flächendeckend. Auch habe ich für dieses Buch nicht extra recherchiert; es ist subjektiv und unvollständig. Ich schreibe über WELLNESS und WELLNEPP, wobei ich unter WellneSS munter alles subsumiere, was den gestressten Menschen unserer Zeit physisch, psychisch und mental fitter, flotter, fröhlicher machen soll (also auch Therapien, selbst wenn diese Zuordnung wohlfühlwissenschaftlich unkorrekt sein mag). WellnePP dagegen nenne ich die betrügerische Abzocke mit überteuerten, unprofessionellen Wellnessangeboten oder qualitativ minderwertigen Wellnessprodukten, die als Wohltaten für Leib und Seele angepriesen werden.

Was ansonsten die Korrektheit angeht, so beziehe ich mich, wenn ich mich an die Leserschaft wende, oft auf Frauen, denn meist sind es ja Frauen, die Wellness-Dienstleistungen in Anspruch nehmen oder anbieten; da sich aber sogar in der Wohlfühlszene immer mehr Männer tummeln (und zwar auch hier vorrangig in den Chefetagen), dürfen sie sich mitgemeint fühlen.

Der neuen Rechtschreibung bin ich nicht in jedem Fall gefolgt; eine Sprache, die nicht mehr unterscheiden lässt, ob das, was Gott tut, »wohlgetan« ist oder »wohl getan«, ist mir verdächtig.* Wer aus der Wohlfühlwelt berichten will, kommt um viele Anglizismen (und viele Bindestriche) nicht herum; und weil (zum Beispiel) *Do-it-yourself-Peeling* so beeindruckend klingt, übersieht man leicht, dass man sich für dieses Vergnügen (im Angebot bei einem Wellnesshotel) unter der Dusche selbst abschrubben – und dafür fünfunddreißig Euro zahlen soll. Und weil Wellness oft

---

* Auch wenn die neueste Duden-Ausgabe den Ausdruck »wohlgetan« gnädig wieder zulässt und nur noch als »veraltet« bezeichnet.

so imposant daherkommt, haben weder Zertifikate noch gesunder Menschenverstand mich vor Reinfällen bewahrt. Einmal wurde ich so sehr gewellneppt, dass ich, akut verstört, Verbraucher- und Rechtsberatung, Gesundheitsamt und Handwerkskammer kontaktierte.

Ich erhielt stets die gleiche Auskunft. Die Kernaussage lautete: »*In der Grauzone alternativer nichtärztlicher Behandlungsweisen kann auch noch der größte Mist straflos angeboten und verkauft werden ... im Prinzip auch eine leere Büchse mit der Aufschrift SAUERSTOFF für 1000 Euro.*«

Solcherart belehrt, suchte ich ein Buchgeschäft auf und fragte nach einem kritischen Buch zum Thema *Wellnessboom*.

Die Buchhändlerin sah mich an, als hätte ich nach einem Sexhandbuch für katholische Priester gefragt.

Ich glaube, ich habe eine Marktlücke entdeckt.

WELLNESSVISIONEN

Anfang der 80er Jahre schlug ich mich als Singlemutter durch, beflügelt von der Liebe zu meiner kleinen Tochter und gepiesackt von SachbearbeiterInnen des Sozialamtes München Mitte Eins. Meine Freundin Angelika, von Beruf Hauswirtschaftsmeisterin und ebenfalls Solomama, wurde ähnlich gebeutelt.

Wir träumten davon, unsere multiplen Talente gewinnbringend einzusetzen und unabhängig zu werden von unregelmäßig eintreffenden oder regelmäßig nicht eintreffenden Alimenten. Wir träumten davon, eine Verwöhn-Oase ins Leben zu rufen; für Frauen wie uns; und für uns; und vielleicht auch für Männer. Zu jener Zeit gab es nur *Schönheitsfarmen* (das Wort *Wellness* war noch nicht erfunden); doch unsere Vision reichte weit über engmaschige Farmzäune hinaus und war intuitiv, innovativ und zukunftsweisend, kurz: grandios.

Wir malten uns aus, wie unsere Kundschaft gepflegt, umhegt, umsorgt und gehätschelt würde, berührt, massiert, geschaukelt, durch warmes Wasser getragen, gebadet, eingeölt, parfümiert, bepinselt, mit Honigpuder bestäubt, mit Samt umhüllt, auf Seide gebettet, in Schlaf gesungen, von sanften Klängen in süße Trance versetzt und mit Straußenfedern wachgekitzelt zu einem opulenten Frühstück in unserem Wohlfühlparadies.

Wir träumten von Farbheilräumen und Heilklangbehandlungen, von Ritualen zur Erweckung der Sinne, dionysischen Festen in der Natur, Märchenabenden am Feuer, von Sommer, Sonne, Strand, Erholung und Genuss ... mit einem zusammengesetzten Wort: von einem 5-Sterne-Wellness-Hotel.

Fachlich wären wir durchaus befähigt gewesen, unseren Traum zu realisieren. Die Frage war nur: hatten bienenfleißige Frauen wie wir, Menschen also, die ein Verwöhnprogramm besonders nötig haben, Geld für so was? Die Antwort lautete: wir hatten es nicht. Erst recht nicht hatten wir Geld für die Gründung des erträumten Wohlfühlparadieses. Wir waren nicht einmal kleinkreditwürdig. Und so kam es, dass ich nach wie vor mein Brot in der Medienbranche verdiente und mich dem Gesundheitssektor nur nebenbei widmen konnte. Gleichwohl habe ich die Wellnesswelt über viele Jahre hinweg gründlich erforscht.

Ich weiß, wovon ich rede.

WELLNESSFRAGEN

Wie geht es dir beim Gedanken an eine originalägyptische sechshändige Schlamm-Massage oder Schlammmassage (mmm!)? Hmmm?

Leg dich bequem hin. Schließe die Augen. Entspanne dich. Spür in dich hinein. Ist deine Haut samtig, dein Körper federleicht, dein Herz beschwingt und dein Kopf klar wie ein wolkenloser Himmel? Gut. Jetzt denk an deinen gebeutelten Geldbeutel. Falls dir dabei eine stachlige Gänsehaut wächst, ein schauriger Schauer dich durchschauert, ein flaues Gefühl dein Sonnengeflecht schwächt oder gar blanke Panik in deinem Hara aufkeimt, dann nimm die Botschaft ernst und verzichte auf die Massage.

Kopf hoch! Kein Geld (übrig) zu haben, kann so mancheN vor manchem bewahren. Tu dich beim nächsten Ich-brauch-Streicheleinheiten-Anfall mit deiner besten Freundin zusammen; verglichen mit den Profikosten wäre ein Kostetnix-Massage-Austausch selbst bei Einsatz einer Babysitterin noch preisgünstig.

Du kannst nicht massieren? Wer sagt das? Na schön; dann halt' deiner Freundin eine halbe Stunde lang einfach nur Hand, Kopf oder Füße. Braucht ihr dafür einen Leitfaden? Nein. Ihr wisst selbst, auf und unter welcher Decke man warm und wohlig liegt, ob ihr Räucherstäbchenschwaden-, Duftlampenduft- oder Frischluft-Fans seid, ob ihr die Heizung auf zehn stellen wollt oder euch lieber im Durchzug aalt, ob ihr euch dabei musikalisch berieseln lassen mögt und falls ja, wie. Und den Tipp »*Telefon aushängen*« hast du schon oft genug gelesen – abgesehen davon, dass du vermutlich über einen AB verfügst, der das *Telefonaushängen* überflüssig macht, das uns in jedem Entspannungs-Handbuch so hartnäckig wie unzeitgemäß ans Herz gelegt wird. (Aber vergiss nicht, dein Handy auszuschalten.)

Ein vertrauter Mensch, eine Handvoll warmes Öl, und los geht's. Liebevolle Berührung kann entspannender sein, nährender, tröstlicher, heilsamer (ergo besser) als alle gekauften Streicheleinheiten. Mensch-zu-Mensch-Haut-Körper-Herzkontakt macht satt. Der Konsum von Berührungsprodukten aller Art hingegen macht allzu oft nur süchtig.

Aber was könnte der WellnePP-Branche Besseres passieren?

WELLNESS IST LUXUS

... und luxuriöse Wohlgefühle sind starke Verlockungen. Auch ich wäre damit fast einmal geködert worden; eine erschütternde Erfahrung.

An einem blauhimmelheißen Sommernachmittag hielt ein knallroter Oldtimer reifenquietschend vor meiner Haustür. Der schneidige Schlitten gehörte einem Mann, der mich beim zweiten Rendezvous beeindrucken und zu einem Ausflug ins Grüne entführen wollte. Galant riss er die Beifahrertür auf. Peinlich berührt und hochmütig lächelnd ließ ich mich in den Sitz sinken und hockte mit dem Hintern fast auf der Straße. Dass ich mich dabei beobachtet fühlte, verstärkte mein Missbehagen (auch wenn ich – sonst Radfahrerin – an jenem Nachmittag in der Nachbarschaft an Ansehen beträchtlich gewonnen hatte, wie ich später feststellte).

Dann gab mein Fahrer Gas ... und ich erlebte einen Glücksrausch, so jäh und so heftig, dass ich anderntags meine Freundin Katrin anrief, weil mich nagende Zweifel bezüglich meines Charakters plagten. Trotz ihres zweistündigen Zuspruchs hat mich meine Reaktion auf Offenfahren im knallroten Oldie-Porsche nachhaltig verstört und es hat lange gedauert, bis ich mir eingestehen konnte, dass dieses Ereignis zu den herausragenden Augenblicken* meines Lebens gehört.

Soll heißen: Ich weiß um die Wirkung von Luxus. Weiß, mit welcher Macht die Luxus-Sehnsucht sich auch in der genügsamsten Frauenseele regen und wie sehr ungewohnte Luxuslust ein verzichtgewohntes Mutterherz aufwühlen kann. Und selbstverständlich weiß ich, dass die Annehmlichkeiten eines Kreuzfahrtschiffes im Alltagsambiente einer Durchschnittsfrau schlecht nachzuahmen sind. Meinetwegen also mach eine Wellnessweltreise. Zieh die nie benutzte Abendrobe aus dem Klamottenkarton im Keller und zieh sie an. Wirf dich in dein partytauglich umgestaltetes und dezent gefärbtes Brautkleid. Geh jeden Morgen zum Bordfriseur, jeden Abend in die Bordsauna und jede Nacht zum Bordmasseur. Solange du willst. Bis du Ausschlag bekommst. Wenn du

* Das überwältigende Seelenlooping hat sich bei (allerdings nur zwei) weiteren Fahrten im selben Fahrzeug nicht wiederholt. Orgiastische Gefühle sind in ihrer Zusammensetzung eben komplex und nicht nur durch technischen Einsatz adäquater Mittel provozierbar.

das Geld dafür hast. *Hast* du das Geld dafür? Sei ehrlich, Hand aufs vierte Chakra! Hast du das Geld dafür?

Hast du es *übrig*? Wenn nicht, so lass dir sagen, dass die Hochstimmung, die so ein richtig teurer, sternenbewehrter Luxusurlaub mit sich bringen kann, überraschend rasch verfliegt.

Du glaubst mir nicht? Du bist dabei, deine letzten Ersparnisse für den langersehnten und sauerverdienten einmal-im-Leben-Wellnessurlaub rauszuhauen, um – jetzt oder nie! – an dieser Tempelmassagewoche auf Hawaii teilzunehmen? Du bist drauf und dran, deine halbwüchsige Tochter anzupumpen oder deine Omi zu beklauen, nur um »verflixt nochmal endlich mal« verwöhnt zu werden? Du flirtest sogar mit dem Bankchef, damit der Knauser mit dem Kredit für die balinesische Wahnsinns-Wellness-WOW-Tour** rausrückt? Im unerschütterlichen Glauben an die Expertin in Miesbach oder auf Bali stopfst du wild entschlossen Bikini, Trippel-Ellis und ein Bündel Reiseschecks in den neuen Wellnesskoffer***? Tu, was du nicht lassen kannst. Ich bewahre mir meine subversiv-alternativen Gratiswohlfühltipps für später auf, für zwischendrin, für das letzte Kapitel – oder besser noch für TEIL II (denn TEIL II ist ein wichtiges, ja unerlässliches *Tool* auf dem Wellness- und dem Buchmarkt; doch davon später.) Bei der Heimreise (vorausgesetzt, dein balinesischer Reiseveranstalter macht nicht schon vor deinem Rückflug Pleite) bist du ja vielleicht aufgeschlossener für das, was ich dir hier vermitteln will.

** Wir reden hier nicht von Schönheits-OPs, also von medizinischen Eingriffen, obgleich auch messerfreie Wellness nicht immer ungefährlich ist ... und obgleich auch du – gib es zu – schon mal damit geliebäugelt hast, den Billigflieger-Ungarn-Urlaub mit einer dezenten Oberlidkorrektur zu verbinden ...

*** Wellnesskoffer? Doch, ja, gibt es.

WELLNESSWEGE

Schon vor dreißig Jahren habe ich an Work- und Playshops, Primär-, Selbsterfahrungs-, Encounter-, Bioenergetik- und Frauengruppen, -kursen, -seminaren, -abenden und -events teilgenommen; später auch an einer Tantrawoche mit sechzig TeilnehmerInnen.

Ich habe Aus- und Fortbildungen in Kosmetik, Aromatherapie, Word 2000 und Excel sowie in Hockergymnastik und Rolltraben absolviert. (*Word* und *Excel* gehören zwar nicht zum Sektor Wellness, sind aber unerlässlich bei der Vermarktung.)

Ich habe die professionellen Unterweisungen von Atem-, Gesangs- und BauchtanzlehrerInnen genossen und selbst Kurse in Körpersprache, Entspannung und Yoga geleitet. Ich ließ mir Sport- und Bindegewebsmassagen angedeihen, Akupunktur, Shiatsu, Reflexzonenbehandlungen, Osteopathie, Craniosacrale Sitzungen, Rolfing-Sessions und Dorn-Therapie (nur ausnahmsweise gesponsert von der Krankenkasse). Ich kam in den Genuss von Feldenkrais und *Beep-beep-beep*- Gesichtsbehandlungen. Zu einem runden Geburtstag habe ich mir eine vierhändige Lomi-Lomi-Massage geschenkt.

Ich nahm Einzelsitzungen in NLP, Alta Major, Voice Dialogue, Biofeedback, Auralesen, Astrologie und Shamanic Healing, und ich gehe fleißig kiesern. Fernerhin habe ich einige Veranstaltungen mit weltlicheren Zielsetzungen besucht (und zwar ein Einzelcoaching sowie ein Geldseminar, an das zu denken mir noch immer peinlich ist).

Ich habe einen Großteil der im Handel erhältlichen esoterischen Literatur gelesen. Ich kenne mich aus mit Ismakogie, Tarot, Progressiver Muskelentspannung, Tiefenatmung, Bachblüten und Homöopathie, habe praktische Kenntnisse in Weißer und theoretische in Schwarzer Magie sowie ein paar Erfahrungen mit Schamanismus. Und meinem Piraten-Ur-ur-Onkel zuliebe habe ich hin und wieder mit Runen experimentiert, was den alten Wikinger freut.

All dem habe ich mich weder aus Langeweile noch aus bloßer Neugier gewidmet. Seit ich denken kann, hatte ich kleinere und größere gesundheitliche Probleme, bei denen sich die Schulmedizin nur selten als hilfreich erwies (wenngleich sie mir einmal das Leben gerettet hat); also begann ich selbst zu forschen.

Inzwischen weiß ich, dass es zwischen Himmel und Erde weitaus mehr gibt, als unser Verstand zu fassen vermag, und ich verneige mich in Ehrfurcht vor diesem Weitausmehr. Ich weiß, wie wichtig die Unterstützung von Körper, Geist und Seele im *Kali Yuga* ist; auch weiß ich, dass eine sinnenfrohe Massagesitzung mitunter positivere Wirkungen zeitigen kann als eine tiefschürfende Therapiestunde; und ich habe die Stille kennen und lieben gelernt, die uns das Leben als heilig erfahren lässt. Kurzum, ich habe viel Gutes erlebt und einige Wunder. Aber ich bin in der Wellnesswelt auch Nepp und Schlepp begegnet.

Frau Liba, meine tschechische Freundin, sagt dazu: »*Weisch, hab' ich wirrrklich viel iebrig fier Wellness, weil, wenn ich bin g'schtorbn und steh' vorm Herrrgott, frrragt er mich: ›No, hasch dich amisiert? Hasch genossen dein Leib und dein Läbn? Sonsch kannsch gleich gehn eine Etasch tiefer!‹ ... Aber weiß ich sicher: sagt er mich nicht, hätt' ich missn kaufn jeden Wellness-Quark fier hundert Ääro!*«

A) ALS KUNDIN IN DER WELLNESSWELT

I. Wellness für Körper und Kurven
II. Psycho-Wellness
III. Wellness für Sinne, Sinn und Sinnlichkeit
IV. Wellnesstrank und Welldiät
V. Wellness für das Höhere Selbst
VI. Wellness für Karriere und Geldbeutel
VII. Wellnessurlaub
VIII. Wellness aus dem kosmischen Versandhaus

»Weisch, wenn mir Weiber machn Haarverlängerung und kaufn mir sich Wimpern und Spitzenhäschen, gäht's um was ganz anders; mechtn mir in Wirrrklichkeit nur guter Sex mit gutn Mann, und denkn mir, krieg' mer das vielleicht eher mit klimprige Wimpern und lockende Locken und falsche Busen in Spitzen-Bä-Ha. Aber wie immer so is' in diese dialecktische Welt, kommt guter Sex mit gutn Mann, wenn mir habn grad' ungewaschne Haar und lumpige Unterwäsch' an und sehn aus unmeglich und denkn an gar nix.«

(Frau Liba)

I. WELLNESS für KÖRPER und KURVEN

. . . und ein bisschen mit den Wimpern klimpern

Einen Friseursalon betrete ich, wenn überhaupt, höchstens einmal im Jahr. Mein Verhältnis zur haargestaltenden Zunft ist von jeher schwer belastet. Ich habe diese Etablissements schon mit schulterlanger Mähne betreten und mit Meckischnitt wieder verlassen, nachdem ich ausdrücklich darum gebeten hatte, »*nur ein bisschen nachzuschneiden*«. Statt »*einiger kleiner Glanzlichter*«, statt »*ein paar dezenter roter Strähnchen*« verpasste man mir eine Frau-mit-dem-Feuerhelm-Frisur, wobei der Unterton *Blaue Kirsche* tödlich für meinen Typ ist.

Nach fünf von sechs Friseurbesuchen sehe ich aus wie eine Primadonna auf dem Weg zum Wunschkonzert. Kaum einen Salon habe ich wunschkonzertlos glücklich verlassen; und spätestens nach dem dritten beseligenden Termin war der gute Frisurengeist verschwunden, versetzt, aufgestiegen, ausgestiegen, umgezogen, gestorben, verheiratet, in Mutter- oder Vaterschaftsurlaub, weg, weg, weg. So zum Beispiel: grandiose Dauerwelle im Jahr 1988 beim Coiffeur in der schönen Stadt Luzern. Beim nächsten Besuch: grandioser Dauerwellenmacher hat den Betrieb gewechselt. »*Aber de Hansjakobli und's Babettli machid daas au huereguet!*« Ich vertraue. Nach der Sitzung bin ich ein Fall fürs Perückengeschäft. Oder: München, Gärtnerplatzviertel, 1999, endlich, ich stoße auf ein Innungswunder, einen Mozart der Frisierkunst. Schnitt stimmig, Strähnchenfarbe, -anzahl und -verteilung stimmig, Rechnung stimmig, Stimmung stimmig. Auch beim nächsten Mal bin ich überglücklich. Und beim übernächsten Mal auch. Beim vierten Besuch ist das Genie weg, hat gekündigt, meine Farbton-Akte ist spurlos verschwunden und die neuen Strähnchen sind ... ich sage nur »*Blaue Kirsche*«.

So geht das schon, seit ich zu Friseuren gehe. Seit Jahrzehnten drücke ich mich davor, bis ich dann (meist auch noch treffsicher an mondmäßig kontraindizierten Tagen) zu meiner Profi-Haarschere greife und selbst Hand anlege, und zwar weder professionell noch treffsicher, sondern gänzlich talentlos. Alles krumm und schief. Pleiten, Pech und Pannen, Löcher, Zacken, Stolperstufen. Danach führt kein Weg mehr an der Fachkraft vorbei, und das Spiel beginnt von vorn. Ich habe alles probiert: MeisterInnen, GesellInnen, MaskenbildnerInnen, Azubis, schwule Jungs, gepiercte Mädels, müde Mütter, pensionierte Altfriseusen und Komme-Schwarz-ins-Haus-Frisöre. Ich war bei den berühmtesten Haarstylisten, in den teuersten Salons und in den billigsten

Frisierstuben. Auch als Modell war ich unterwegs. Das war billiger, aber nicht besser. Im Prinzip lief es immer nach dem gleichen Muster ab, das stets nur eines zeigte: mein Verhältnis zu dieser Berufsgruppe ist haarsträubend.

Im Laufe dieser Odyssee geriet ich auch an einen Haar-Therapeuten. Edward mit den Schmeichelhänden. Er beäugte mein Haupthaar, ließ es prüfend durch die Finger gleiten, strich darüber, kämmte es aus, bürstete es nach rechts und bürstete es nach links, streichelte, schmeichelte und massierte, shampoonierte hingebungsvoll unter Einsatz von Tiefenatmung und schnippelte sodann in meditativer Versenkung, während ich genüsslich in mittelschwerer Trance vor mich hindämmerte.

Ab und zu stieß er einen gequälten Laut aus und stellte mit weichgespülter Stimme punktgenaue Fragen zu dem jeweiligen haarigen Thema, auf dass er soeben gestoßen war. Zu meiner finanziellen Situation etwa. Und zu anderen Konstellationen und Ereignissen, bei denen sich mein Fell sträubte oder die sich anderweitig ungünstig auf eine gepflegte Frisur auswirken.

Ich weiß, ich weiß, ich habe schwierige Haare, denn ich bin ein schwieriger Mensch. Eigensinnig. Widerspenstig. Widersprüchlich auch. Schwer zu bändigen. Unlenkbar. Unkämmbar. Aufmüpfig. Und so weiter. Hugenottisch.

In Anbetracht dieser diffizilen Ausgangslage war das Ergebnis meiner ersten haarseelsorgerischen Sitzung hervorragend. Auch war die Aktion nicht teurer als ein Friseurbesuch *ohne* psychosomatisch-meditatives Beiwerk. Und ich sah keineswegs entstellt aus. Nur fad. Langweilig. Superbrav. Aber, so mein freudianischer Friseur, warum ich nicht brav aussehen wolle? Warum nicht langweilig erscheinen?? Was das überhaupt sei, ein langweiliges Aussehen??? Und inwieweit das, was ich so abwertend als »langweilig« bezeichnen würde, nicht zu mir passe???? ...

Noch schlimmer aber war: Dieser seidenweiche Mensch arbeitet so giftfrei, typgerecht und naturgetreu, dass ich ihm weder Strähnchen noch Dauerwelle abringen konnte, auch »*weil man damit den eigenen Typ verrät und weil man graue Haare auch mit positiven Affirmationen wegdenken kann*«.
Ich will aber keine mentalkreierten dunkelaschbraunen Haare; ich will Dauerwellen; plus Strähnchen, einige wenige dezente rote; ein paar kleine Glanzlichter.

Und deshalb ... auf zu neuem Risiko ...
Wie ich hörte, soll es jetzt einen neuen VHS-Kurs geben, mit dem Titel »*Haare selber schneiden*«. Sollte ich ...?

Ach ja. Und dann war da noch die Friseurin, die es so formulierte: »*Die Leit wisset gar net, in was fier G'fahre se sich begäbet! Und was fier än g'fährlichä B'ruf dass mir hän!*« Diese Frau war ein Schatz, und sie hat mir eine Korkenzieherlocken-Dauerpracht auf den Kopf gezaubert.
Aber ...
... der Laden hatte kein Klo. Und so blieb es bei einem einzigen unvergesslichen Besuch, bei dem ich mit Frisierumhang, siebenundsechzig Dauerwellwicklern auf dem nassen kalten Kopf und starkem Harndrang dreihundert Meter weit – hin und zurück – durch das Hauptbahnhof-Untergeschoss einer süddeutschen Metropole geflattert bin.

Immerhin: um mein Kosmetikhoroskop scheint es besser bestellt als um mein Friseurkarma. Schon seit zwanzig Jahren bin ich Kundin im Naturkosmetikstudio meiner Freundin Ingrid. Ingrid hat von Anfang an alle neuen Methoden an mir ausprobiert. Ich habe bei jeder geschnurrt. Aber das hat wohl weniger mit den Techniken zu tun; die Tatsache, dass Ingrid ein liebenswerter Mensch und meine Freundin ist, erst das macht ihre Behandlungen (ob normal, ultraspezial oder extraorbital) zu wahren Wohltaten. Dank Ingrids Farb- und Stilberatung habe ich (Typ Frühling, Stil ketzerisch) im Lauf der Jahre eine Menge Geld gespart, weil ich seither leichten Herzens an viel hübschem Tand und Gewand vorbeigehen kann, ja vorbeigehen muss, mit dem erleichterten Stoßseufzer: »*Nicht meine Farbe. Leider! (Uff.)*«

Bevor du nun aber gleich zur nächstbesten Beratung eilst, als Wintertyp entlassen wirst, den Inhalt deines Kleiderschranks zur Caritas karrst und dir ein neues *Outfit* in Königsblau, Schwarz, Reinweiß und anderen Eisfarben kaufst: Vorsicht! Nicht jede Farb-und-Stil-Konziliarin wartet mit einem unanfechtbaren Ergebnis auf.
Meine automatische Rechtschreibung monierte eben das Wort »Stil-Konziliarin« und schlug stattdessen vor: »Stil-Konzil-Zarin«. Na

schön. In Fachkreisen kursiert das Gerücht von einer Stil-Konzil-Zarin, die jede zweite Frau als Wintertyp einstuft, selbst wenn deren Haar die natürliche Farbe von buntem Herbstlaub hat. Also Vorsicht. Eine zweite Fachmeinung einzuholen ist allemal preiswerter als in Klassikschwarz auszusehen wie ein Gossen-Gothic. Und solltest du es vorziehen, gänzlich unberaten deine typ-ungerechten Lieblingsfarben zu tragen: nicht so allerliebst aussehen hat mitunter gewisse Vorteile.

Dazu eine kleine Geschichte: Ein Weiser und ein Schreiner gehen im Wald spazieren. Unter einer uralten, knorrigen und schief gewachsenen Eiche bleibt der Weise stehen: »*Was würdest du aus diesem Baum machen?*« Der Fachmann bläst verächtlich durch die Nase: »*Aus dem nutzlosen hässlichen Ding da? Daraus könnte man ja nicht ein einziges gerades Brett schneiden!*« Der Weise schmunzelt. »*Tja – wenn man alt und stark werden will, darf man nicht schön und nützlich sein . . .* «

Doch zurück zur Kosmetik. Hatte ich, ahnungslos und gutgläubig, mir früher noch Teuertiegel andrehen lassen, deren Inhalt nur aus einem Namen, Paraffin, Wasser und einer Spur von allergenem Duftstoff bestand, so lernte ich von Ingrid viel über die skrupellosen Machenschaften der konventionellen Kosmetikindustrie und über die Vorteile tierversuchsfreier Naturkosmetik. (Die kostengünstigste Version ist *Quarkpackung selbstgemacht*; aber es gibt schon auch tolle Tiegel zu kaufen, an deren tier- und menschenfreundlichen, wohlriechenden Inhalt eigene Küchenkreationen nur schwer heranreichen.)

Kennst du übrigens schon den Kosmetikverkaufstrick Nummer siebzehn? Er lautet: »*Drück der Kundin die Anti-Aging-Ampullenschachtel in die Hand, dann hat sie praktisch schon gekauft.*« Achte beim nächsten Mal darauf. Wenn du knapp bei Kasse bist, Finger weg von den Tübchen, Tütchen und Döschen; fass sie gar nicht erst an.

Und bevor du dich einem Verschönerungsinstitut anvertraust, kann ich dir nur raten, die Sterilisation der Instrumente zu hinterfragen. Gefahren lauern nicht nur im Friseursalon.

Meine Freundin Katrin hätte beinah ihr Leben in einem Kosmetikstudio ausgehaucht. An einem schönen Frühlingstag (an Frühlingstagen und nach Trennungen sind wellnesswillige Frauen für Neues ja besonders aufgeschlossen) wartete ihre Kosmetikerin mit einer Neuheit auf: eine Thermomaske zur Faltenreduzierung, Hautdurchfeuchtung und Anregung des Lymphflusses. Fall-tot-um-teuer, aber ideal für die reife Frau, die weiß, was sie will und was sie sich (oder wem auch immer) wert ist, nach dem Motto: *»Seit meine Kosmetikerin mich mit ... behandelt, bringt mein Mann mir wieder Blumen mit.«*

Voller Vorfreude ließ Katrin sich bedampfen. Dann, als die Fachfrau sich daranmachte, luftdichte Folien auf ihr Gesicht zu pressen, auf Wangen, Augen, Stirn und Nasenrücken, wurde ihr leicht mulmig zumute. Nach Luft schnappend, bat sie darum, *doch bitte unbedingt die Nasenlöcher freizulassen. »Aberjadoch!«*

Ein klatschendes Geräusch, schon war der Mund verkleistert. Die Nasenlöcher blieben frei. Zunächst. Dann wurde das Kunstwerk noch mit einer letzten Deckschicht vollendet, bestehend aus etwas, das die beunruhigte Verschönerungswillige mangels Sichtschlitzen nicht identifizieren konnte. Es habe sich nach einer leichten Gaze und einer Schaumschicht angefühlt, so berichtete sie, gab aber zu, sie habe möglicherweise die Reihenfolge verwechselt.

Jetzt fühlte sie sich bereits entschieden sehr schlecht, aber *»Schönheit muss leiden stell dich nicht so an andere überleben das auch und schwärmen davon, also sei nicht so piezelig«* ... und so weiter und so fort, frau kennt das ja. Mit einem gesäuselten *»Und nun relaxen Sie mal schön!«* schwebte die Kosmetikerin aus dem Raum, das dumpfe, panisch-protestierende *»m – m – m«* hinter sich offenbar als Zustimmung auslegend.

Katrin, in Todesangst, doch tapfer, wendete umgehend eine spezielle Wehenatmungstechnik an (die – so erzählte sie mir vor dem Korrekturlesen extra noch einmal – sie schon früher bei Zahnarztbesuchen erfolgreich eingesetzt habe).

Doch dann ...! Mit zunehmender Wärmebildung (beschleunigt durch die Tiefenatmung) blähte sich die tückische Maske auf dem Gesicht der hilflos Alleingelassenen auf, quoll an, legte sich wie eines Krakenarmes Saugnäpfe enger und enger auf Wangen, Mund, Nasenrücken ... Nasenflügel ... Der Versuch, die Würgevorrichtung abzureißen, schlug fehl. Das Ding saß auf Katrins Gesicht so fest wie mit Sekundenkleber hingepappt. In höchster Panik ihre letzten Kräfte mobilisierend, schrie sie »*Hilfe! Hilfe!*«, wobei »schreien« nicht ganz der richtige Ausdruck ist, denn um zu schreien, muss man den Mund öffnen, während die Ärmste kaum die Lippen auseinander brachte und auch noch gegen eine schnellhärtende, eng anliegende, schallisolierende, pflasterartige, knebelgleiche Masse anzuheulen versuchte.

Doch, oh Glück, obwohl ihr Hilferuf nur so gedämpft erschallte, dass die Malträtierte, als sie ihn vernahm, alle Hoffnung auf Rettung fahren ließ, die Spezialistin eilte herbei (weil sie, wie sie später sagte, »*etwas blubbern und quietschen*« gehört habe), und befreite ihre mühsam um Atem ringende, leichenblasse, völlig verstörte (und im Nachhinein sehr zornige) Kundin aus der Falle.

Als Katrin mir diese schon einige Jahre zurückliegende Geschichte erzählte, war sie noch immer so mitgenommen, dass ich es nicht übers Herz gebracht habe zu fragen, ob sie für die ganze Aktion eigentlich was bezahlt hat. Rettungsgeld etwa?

»*No*«, meinte Frau Liba, als sie davon hörte: »*Is' ganz normal und simptomattisch: erst hast Traum, und dann hast Trauma. Aber gibt's immer vier scheene Meeglichkeiten durchzukommen in diese betriegerische Welt: Lässt ma' Trinkgeld, zahlt ma' Lehrgeld, verlangt ma' Schmerzensgeld ... oder gibt ma' Fersengeld ... aber rrrechtzeitig!*«

Mit Nageldesign hab' ich's auch mal versucht. Eine meiner Problemzonen sind (neben Bankkonto und unbotmäßigen Haaren) die Fingernägel, die leicht einreißen, splittern und abbrechen, trotz Einsatzes von Silicea-Gel, positiven Affirmationen und *Apotheker Wunderlichs Nagelhart-Dragees*.

Die Fachfrau für *Tasmanian Nails**, in deren Nagelwerkstatt ich eines regnerischen Tages stolperte, war einst der Liebe wegen aus dem Land der Beutelteufel ausgewandert. Die Liebe war vergangen, das Geschäft boomte. Das Gewummere aus

---

* Tasmanian Nails ist eine schleichwerbungssichere Tarnbezeichnung, ansonsten ist (auch) diese Geschichte wahr.

dem angegliederten Fitness-Studio war (metal-) heavy, doch in dem Getöse ging das Gefeile und Geschabe an meinen Nagelplatten unter, und das Probedingsda an meinem kleinen Finger war dann tatsächlich ein Wunder an Rundung, Glanz und Festigkeit. Zwar bedurfte es einer langen Grundsatzdiskussion, bis ich klargestellt hatte, dass ich keine, *nein, keine!!!* messerlangen blutroten Krallen wollte, sondern ganz normale, maximal fingerkuppenlange, naturfarbene, aber eben bruchfeste Fingerschutzschilde ... doch schließlich war es geschafft. Ich hatte zehn zauberhafte kleine rundgefeilte schimmernde Schmuckstücke an den Händen; wahre Elfennägelchen.

Indes, die Freude währte nicht lange. Drei der zehn Kostbarkeiten war ich schon zwei Wochen später los. (Einen fand ich unterm Bett, einen im Bad; der dritte blieb verschwunden, was mich auf schauderhafte Weise an die allgemein bekannten, grauenerregenden Zahnverlust-Albträume erinnert hat.) Weitere fünf Tage später wollten sich zwei weitere herzige Kunstnägelchen von mir lösen. Dummerweise nur auf der einen Seite des Nagelbettes. Auf der anderen klebten sie so fest wie angenietet. Und so lief ich bis zum Nageldesign-Notfall-Termin teils feinmanikürt, teil nackt-nagelig und teils mit Schlotternägeln herum. Mich von den Nagelresten zu befreien, ist der verzweifelten Tasmanierin nur mit größter Mühe gelungen – mittels eines Speziallösers, dessen Handelsname mir leider entfallen ist.

Ich erinnere mich aber noch genau an das witzige Flaschenetikett mit dem kleinen aufgedruckten Totenschädel ...

Das Experiment »*Wimpernauffüllung*« verlief kaum besser.

Zunächst nahm die Wimpernchirurgin die Physiologie meines unvollkommenen Augenhaar-Apparates expertuös unter die lichtgleißende Lupe, um zu erforschen, welche Länge und Menge von Wimpern aus welchem Material mit welchem Durchmesser und welchem spezifischen Gewicht in Kombination mit welchem Kleber in welcher Stärke optimal für mich wären. (Wörtlich sagte sie »das Optimalste«, und vielleicht ist diese superste Qualität ja mitschuld am äußersten Ausgang dieser Geschichte.)

Nachdem ich den Farbton *Blaue Kirsche* kategorisch abgelehnt hatte, entschied sie sich für *Sophia Loren mittellang naturdicht rabenschwarz* in Kombination mit *Wimpernfest super verstärkt.*

Dann machte sie sich daran, die Kunsthärchen im grellen Licht der OP-Lampe unter Zuhilfenahme einer Spezialpinzette einzeln in mühseliger Kleinarbeit zwischen meine Naturwimpern zu pflanzen. Anschließend drückte sie mir einen Spiegel in die Hand. Wow! Dann kassierte sie ab. Wow!!! Nein, allen Ernstes! Meine Schönheit kam endlich mal so richtig zur Geltung. Ich ging wie auf Wolken.

Tags darauf besuchte ich die Sauna. Obschon angeblich hitze-, dampf- und wasserfest, hatten sich meine Traumwimpern bereits nach dem ersten Gang merklich reduziert. Einen Tag später musste ich weinen. Nicht aus Kummer, sondern aus Ergriffenheit. Ein Mann hatte für mich gekocht. Das war mir noch nie passiert. Ein Urerlebnis. Also weinte ich. Der Mann, nun seinerseits gerührt, küsste mir die Tränen von den Wangen ... und von den Augen. Dabei blieben die restlichen Auffüllwimpern an seinen Lippen hängen.

Als ich einige Monate später Trost bei Frau Liba suchte, weil sie eine weise Frau ist, und weil (was ich auch jetzt noch ungern erwähne) ich den ungewöhnlich fürsorglichen Mann nach jenem Zwischenfall nie wieder zu Gesicht bekommen habe, meinte sie:

»Is' a Drama«. Aber ieberhaupt is' a Drama dieses Lebn. Und is' wie im Theater, können mir sich net aussuchen die Rollen, was ma' spieln in des komische Stück. Aber darfsch net vergessn: bist net nur Aktörin, bist auch Zuschauerin; und wenn das weisch, na kansch dich amisiern, egal was fier Bleedsinn auf Bihne passiert!«

Der Kleiderschrank einer Frau ist kein Möbelstück. Die Tür zum Kleiderschrank einer Frau ist das Tor zur magischen Höhle, in der die Träume wohnen. Aber das jetzt weiter auszuführen, würde zu lang; schon meine Schuhe würden ein ganzes Buch füllen. Deine auch? Allerdings, nachdem ich gelesen hatte, dass Schuhleder zu zwanzig Prozent aus teils hochgiftigen chemischen Substanzen besteht, bin ich mit dem Schuhshoppen zurückhaltender geworden. Schwarz eingefärbte Artikel gelten übrigens als besonders gesundheitsschädlich; enthalten sie doch oftmals krebserzeugende Amine aus Azofarbstoffen.

Wohl derjenigen, die kein Schwarz trägt, weil sie Frühlingstyp ist wie ich. Und wohl denen, die kein Leder gerben müssen. Die giftige Gerberei wird den Menschen aus der »Ersten Welt« jedoch auch kaum noch zugemutet und heutzutage größtenteils in Indien, China und Afghanistan erledigt. Schon daraus müsste man ein paar milde Konsequenzen ziehen. Übrigens sind so lindgrüne Trittchen mitunter kaum weniger giftig als schwarze und selbst die Bio-Schuh-Industrie tut sich schwer damit, giftarmes, aber farbenfrohes Leder zu bekommen.

Wellness-Schuhe? Ein weites Feld. Noch komplizierter ist das Thema *Wellnesskleidung* – deshalb dazu nur ein paar Sätze von Frau Liba.

»*Ställ dich vor*«, sagte sie, »*hab' ich neilich g'sehen Schört, weisch, so ganz gewehnliche Tischört halt aus Pollijäster, nur is' mir aufg'falln der unbandig hohe Prrreis, und wie ich schau' genau, seh' ich, steht da ›Yogaschört‹. YOGASHIRT! Aus Plastik! No! Aber is' markabel und simptomattisch! Denn lebn wir in Zeiten von Rrrrriäll Laif, was ma buchstabiert REAL LIFE, und was heißt ›wahre Leben!‹ Also hammer endlich mir heutzutags ›wahre Leben‹! Aber glaub' ich, schreibt ma' WARE Leben – mit grrrroße WÄ und ohne HA!*«

II. PSYCHO-WELLNESS

Therapie und Therapie
und ein bisschen was für Technikfreaks

Ein Blick in die Sterne und in die Ferne
und ein bisschen Hellsichtigkeit

Unter den zahllosen Therapie- und Selbsterfahrungsmethoden gibt es einige, die hilfreich oder gar lebensrettend sein können. Fast alle jedoch basieren auf der Überzeugung, wenn wir nur ...

... genug an unserem Kram arbeiten, unsere alten Muster auflösen, offener werden, wachsen, positiv denken, uns aufrichten und aufrichtig sind, *straight* handeln, die Dinge klar sehen, unsere Gefühle wahrnehmen, unserem Herzen folgen, unsere Intuition schulen, unsere Feinde lieben, uns für die richtige Schwingung öffnen, *good vibrations* erzeugen und uns gegen schlechte schützen, tief atmen oder *Sirsasana* üben (oder was auch immer sonst) ...

... dann käme alles in Ordnung, grundsätzlich, oder doch wenigstens streckenweise.

Doch der Glaube an die Lenkbarkeit des Lebens ähnelt der Mär vom Weihnachtsmann. Die *Es-wird-schon-besser-werden-* oder *Ich-will-noch-besser-werden-Hoffnung* ist die letzte oder die Basisneurose der Menschheit, der den Homo Sapiens und Samsara erschaffende Selbstbetrug. Irgendwann dämmert es auch den Gruppen-Groupies, dass Buddhas Worte wahr sein könnten. Dass wir nichts in der Hand haben – und vor allem nichts *sind. Nichts* sind. Schiene diese Aussage kollektiv attraktiv, so wäre das *Dhammapadda* ein Bestseller. Und doch, mittlerweile weiß ja sogar die Wissenschaft, dass wir im Wesentlichen aus *Nichts* bestehen; ja, sie zieht sogar in Betracht (ja, sogar sie zieht in Betracht!), dass unsere Wirklichkeit in Wahrheit ein Traum sein könnte und dass es vielleicht ja wirklich nur darum gehen könnte, aus diesem Traum zu erwachen. (Aber frag mich jetzt bitte nicht wie.)

Vielleicht liegt der Segen guter therapeutischer Methoden vor allem darin, dass sie unangenehme Erfahrungen verdichten und verdeutlichen und dadurch verkürzen. Im Vergleich zu hundert Leben, die man sich dadurch möglicherweise erspart, sind zwanzig oder dreißig Selbsterfahrungsgruppen nicht viel – vorausgesetzt, die Wiedergeburt ist nicht auch nur eine Illusion.

Generell lässt sich sagen: Bei exklusiven Heilversprechen nach dem Muster: »Nur hier werden Sie Ihre Leiden los!« oder wenn eine unbestritten hilfreiche Methode zum Allheilmittel für jegliches irdische Übel hochgejubelt wird, ist Vorsicht angebracht. Vorsicht empfiehlt sich auch, wenn du dich unbehaglich mit

Therapie oder Therapierendem fühlst; erst recht dann, wenn dieses Unbehagen von therapeutischer Seite als *neurotischer Widerstand* interpretiert wird. Widersetzlichkeit kann ein Egotrip sein, aber ebenso gut Zeichen für gesunden Menschenverstand, sicheren Instinkt oder hugenottische Abstammung.

Vertrau dir! Dann merkst du schnell, ob deinE HelferIn dir einen Spiegel vorhält (was durchaus unangenehm sein kann), oder ob ersie nur das eigene Ego aufblasen will oder die eigene Kasse füllen muss. Und merke: JedeR gute TherapeutIn wird dich darin unterstützen, deinen Gefühlen zu vertrauen; auch dann noch, wenn sie dich von dieser speziellen Methode (und eben diesem Geldtopf) wegführen sollte. Im übrigen kannst du getrost davon ausgehen, dass dein Feldscherer nicht weniger verschroben ist als du selbst es bist; Minderwertigkeitsgefühle sind fehl am Platz. Vertrau dir, vertrau dir, vertrau dir.

Gute Therapeuten und motivierte Patientinnen allerdings (und zwar meist immer noch in eben dieser geschlechtlichen Arbeitsteilung) haben eine gemeinsame Aufgabe: Sie spinnen Stroh zu Gold. Oder doch wenigstens Mist zu Stroh.

Angesichts des globalen Mist-Ausmaßes ist das keine kleine Mission.

Kurz nachdem in den 1970er Jahren die seelischen Kinderstuben Dank Arthur Janovs Primärtherapie einigermaßen auf-, die Neurosen weltweit jedoch noch immer nicht restlos ausgeräumt waren, kam die Reinkarnationstherapie in Mode. Dies wohl aufgrund einer Schlussfolgerung, die in etwa lautete: »*Wenn es zur Beseitigung einigen Ungemachs reicht, bis zur Geburt zurückzugehen, dann muss man eben, um die restlichen Ungemächer zu eliminieren, nur noch weiter zurückgehen.*« Diese Idee deckte sich mit der Karma-Theorie, und tatsächlich sind viele Menschen spontan oder mit relativ simplen Rückführungstechniken in der Lage, sich als ein früheres Ich in einer früheren Zeit zu erleben. Ein solches (*Pastlife* genanntes) Erleben fühlt sich eindeutig anders an als eine Phantasiereise; es hat eine spürbar andere Qualität als ein Traum ... und mitunter überraschend positive Auswirkungen auf das Alltagsleben. (Und dass sich alle Rückgeführten ausschließlich in glanzvollen Hauptrollen wiedererleben, ist nur ein Gerücht.) Schließlich scheint das kosmische Recycling von uns Erdlingen so abwegig nicht, ist dieser Planet doch eine gigantische, wundersame Wiederaufbereitungsstation:

Schon Tyrannosaurus Rex hat die Luft geschnauft, die du und ich hier und jetzt atmen; ein und dasselbe Prana, perfekt recycelt, seit Urzeiten bis zu diesem Tag und wer weiß wie lange noch. (Schon mal den Bäumen »Danke« gesagt dafür?) Und das frische Wasser, das wir trinken, ist tatsächlich uralt und schon durch Ötzi hindurchgelaufen. Oder durch van Gogh. (Immerhin, Wasser hatte das Genie ja wohl; für Brot, Wein, Butter, Käse, Suppe und Salat hat das Geld nicht gereicht, und die Farben musste ihm sein Bruder spendieren; ein Leben fern von Wellnesswohltaten). Sind wir also, wie alle Materie, auch selbst nur ein Recyclingprodukt? Dieses Konzept bietet einen gewissen Trost, schon weil die Vorstellung, auf immerdar restlos zu verschwinden, dem Ego noch weitaus unattraktiver erscheint als die Möglichkeit einer Neuauflage. Nur: Warum bestehen ausgerechnet diejenigen, die das »Ego« für Einbildung halten und alles daransetzen, Eigenheit und Ich-Gefühl loszuwerden, so hartnäckig auf dem Konzept der Wiedergeburt? Denn wenn es gar kein »Ich« gibt

... wer soll dann eigentlich wiedergeboren werden?

Was die Wiedergeburts-Praxis angeht: Ein Freund von mir hatte Dauer-Ärger mit seinem dominanten WG-Kumpel. Als er pastlifereisend nachforschte, sah er sich in früheren Zeiten (*ach so finsteren früheren Ausbeutungszeiten!*) als malträtierter Sklave der damaligen Inkarnation seines jetzigen WG-Partners. Da er diesen Bildern jedoch misstraute (weil intelligente Menschen sich so oft so wenig trauen), sprach er nicht darüber. Bis, eines Tages, ihm sein Macho-Mitbewohner erzählte, er habe pastlife-reisend nachgeforscht und sich dabei in früheren Zeiten (*oh so phantastisch feudalen früheren Zeiten!*) als Herr eines Sklaven gesehen, und zwar von ...? Richtig, der Sklave war mein Freund; besser gesagt, eine frühere Ausgabe von ihm.

Andere Zeiten, ähnliche Sitten; und die Sicht auf die Welt war und ist wohl immer nur eine Frage des Blickwinkels – der wiederum bekanntlich vom Standort abhängt, und zwar meist vom gesellschaftlichen. Traurigerweise ließ sich das Dominanzproblem weder bei offenherzig-beherzten Aussprachen, noch durch gemeinsamen Besuch einer Encountergruppe, noch mit Hilfe weiterer Rückführungen lösen, sondern nur durch Auflösung der WG.

Bei mir traten Pastlifebilder eines Tages (und für lange Zeit immer wieder mal) spontan auf. Ich habe mich auch gezielt rückführen lassen, mit teils frappanten Wirkungen. Zwanzig Jahre hatten mich Entzündungsschübe in der rechten Schulter geplagt; oft hatte ich tage- und wochenlang nicht einmal eine Tasse heben können. Dann, während einer zweistündigen Rückführung, durchlebte ich viele Varianten ein und desselben Themas. Ein Machthaber, Eroberer, Vergewaltiger oder sonstiger Feind schleuderte mich auf die Knie und drehte mir den (rechten) Arm auf den Rücken. *»Ergibst du dich?«* – *»Nein!«*

Ich ergab mich nie und jede Szene endete mit meinem Tod, in allen nur denkbar uncharmanten Variationen. Während der ganzen Reise lag mein Arm verdreht auf meinem Rücken und es dauerte Stunden, bis er wieder anatomisch korrekt neben dem Rumpf hing. Da hing er nun, schlapp, schmerzte mehr als je zuvor und schien endgültig zu nichts mehr zu gebrauchen. Doch nach einer Woche waren alle Schmerzen verschwunden, und ich hatte seither (also seit immerhin fünfzehn Jahren) nie wieder Probleme mit meiner Schulter.

Fazit? Rückführungen können viel Gutes bewirken, und es spricht nichts dagegen, mit einer wirksamen Methode zu arbeiten. Doch darf man daraus schließen, *wirksam* sei auch *wirklich* und frühere Leben seien Realität? Schon das Hier-und-Heute-Leben erscheint mitunter so surreal, dass selbst hartgesottene Realisten ungläubig ausrufen: »*Ich glaub', ich träume!*« oder: »*Das kann doch nicht wahr sein!*« Oder: »*Das darf doch alles nicht wahr sein!!!*« Interessante Formulierungen. Ist das Wirksame wirklich, das Wirkliche wahr? Ist das, was wir für wahr halten, Realität? Ist Realität wirksam, wirklich oder wahr? »*Ich weiß es nicht*« ist oft nicht die schlechteste Antwort; und manchmal die einzig ehrliche. Und: wohin führen uns die *früheren* Leben? Wann und wo endet das Zurückschreiten oder -gleiten in der Zeit? Endet es jemals irgendwann irgendwo? Erst die Kindheit ... dann die individuellen menschlichen Pastlife-Erlebnisse (Herrin, Sklavin, Priesterin. Und Mann. Und Hure. Hurra.) ... dann die tierischen (Wal, Schakal, Aal) ... die pflanzlichen (Gänseblümchen, Mauerblümchen, tausendjährige Eiche) ... und die mineralischen (Schschschtaaaaaaaiiiiiiiiiinnnnnnnn). Und?

Immer noch kein Ende in Sicht. Denn da warten weitere irdische Abenteuer (die überpersönlichen, archetypischen und kollektiven). Da tun sich überirdische, außerirdische, zwischensphärische, kosmische, universelle Erfahrungen auf ...

da winken intergalaktische Verdienstmöglichkeiten ...

Und so sollten wir uns nicht nur fragen: »*Habe ich früher schon einmal gelebt?*«, sondern auch und vor allem: »*Lebe ich jetzt?*«

Als ich mal mit Frau Liba darüber sprach, meinte sie: »*No! ... Und: um zu lebn hunderttausend Mal, muss ma ja auch schtärbn hunderttausend Mal! Aber schtärbn will keins, bloß lebn will a jedes, weil firchten sich alle so vorn Tod! Und ieberhaupt, versteh' ich net, firchten, wovor?? Ham eh doch die meisten nix zu verliern als wie ihre Fernsehmaschin!*«

Am Abend rief sie mich noch einmal an. »*War ich zu harrrsch*«, sagte sie zerknirscht. »*Ham viele doch mehr zu verliern als wie des Glotzkischtl. Hab' ich vergessen Pläistäischen mit ›Säckend Laif‹!*«

Meine einzige Erfahrung mit Gesprächstherapie habe ich vor ungefähr zehn Jahren in einer einzigen Sitzung gemacht. Nach einem Hörsturz war ich schon mehr als ein halbes Jahr arbeitsunfähig. (Von wegen *blaumachen*. Vogelfreie Freiberuflerinnen haben keinen gesetzlichen Anspruch auf Krankengeld; die meisten sind für den Krankheitsfall nicht abgesichert ... und die Rechtschreibprüfung schlug eben vor: *Freuberuflerinnen*.)

Hyperakusis und Tinnitus machten mir das Leben zur Qual. Trotz des immer bedrohlicheren Solls auf meinem Konto war ich monatelang nicht einmal imstande, das Haus zu verlassen, und ich bin hart im Nehmen, ich habe mich auch schon mit vierzig Grad Fieber auf dem Kinderspielplatz getummelt, keuchhustend den Haushalt geschmissen und windpockenkrank einen Dokumentarfilm der Reihe *Bissige Haie* ins Deutsche gebracht.

Aber selbst Rheuma und Zahnschmerzen reichen kaum an das Grauen einer brüllenden Welt heran, in der Überhörige leben (wenngleich diese Welt auch schon Normalhörigen oft unerträglich laut erscheint). Als ich nach vielen Wochen der Abgeschiedenheit endlich wieder eine S-Bahn-Fahrt wagte, begab ich mich zu einer auf Tinnitus spezialisierten Gesprächstherapeutin; ein Ausflug auf eigene Kosten, wie gewohnt. Noch bevor sie irgendwelche Eckdaten von mir erfragt hatte, drohte sie mir *mindestens zehn Sitzungen* an.

Während ich ihr dann erzählte, was mir schon bekannt war, nämlich mein Leben, schrieb sie eifrig mit. Nachdem sie vernommen hatte, dass mein Vater bei bester Gesundheit fast neunzig geworden, das Verhältnis zu meiner Mutter gut war und meine Tochter weder Bettnässerin noch Schulverweigerin, ließ sie den Stift gelangweilt sinken. Auch meinen Hinweis auf jahrelange Überlastung fand sie nicht sonderlich aufregend und selbst das Wort *Burnout* ließ sie unbeeindruckt (mit dem unspektakulären Ausdruck »Erschöpfung« habe ich es erst gar nicht versucht). Jedenfalls sah sie darin nicht Grund genug für den Megahörsturz, den ich erlitten hatte: »*Na ja, alleinerziehend sind ja heutzutage viele, damit sind Sie ja schließlich nicht allein.*« Sie hatte Recht; wenigstens damit sind Alleinerziehende nicht allein.

Aber halt. Halt! Plötzlich erigierte der Stift in ihrer Hand. Wieso denn eigentlich alleinerziehend? Wo war der Mann? »*Beschreiben Sie doch mal Ihre Beziehung zu Männern!*«

Mit gespanntem Blick und gezückter Kugelschreiberpistole lauerte sie auf meine Antwort.

... »*Kurz und ungeschönt: eine therapieresistente Dauerkatastrophe.*« – »*Aha!*« – »... *über die ich nie wieder sprechen will.*« – »*Aha!!!*« ...

Das konnte ich so nicht stehen lassen. Knapp versuchte ich darzulegen, dass ich meine Ressentiments Männern gegenüber bereits (mehrfach) (gründlichst) bearbeitet und auch (wenngleich mit Mühe) (weitgehend) aufgelöst hätte, und (auch) deshalb nicht die geringste Lust, noch/wieder/weiter Nerven, Zeit (und Geld) in verbale Wiederkäu-Aktionen alter (und uralter) Liebeskümmernisse zu investieren. (Was ich mit dieser Darlegung jedoch bereits getan hatte.)

Die Dipl.-Psych. zog die rechte Augenbraue Richtung Haaransatz, notierte wieder fleißig und sagte noch einmal »*Aha*!!!«* Dann waren fünfzig Minuten um und sie nahm dankend hundert Mark entgegen.

Der Tinnitus hat mich noch weitere sechs Jahre lang gequält. Inzwischen ist er weitgehend verschwunden; nicht durch Tun, sondern vor allem durch Lassen. Gelassen habe ich vieles; zeitweise auch das Arbeiten. Mag sein, dass auch Glück im Spiel war. Wie auch immer, die besten Heilmaßnahmen bei heilloser Überlastung sind Ent-Lastung und genügend Schlaf. Doch aller Zeitmanagement-Seminare zum Trotz sind Lasten nicht immer reduzierbar und Schlafen ist keineswegs kostenlos; als ich mich endlich ausgeschlafen hatte, war ich arm.

Aber kein bisschen therapiebedürftig.

---

* Dieses Aha ließe sich übersetzen mit: »*Aha, aha, da haben wir es schon, Tinnitus, dein Name ist Mann, Hyperakusis, dein Name ist Verdrängung, und unter zwanzig Sitzungen läuft da gar nichts!*«

Auch die futuristischen Waffenarsenale eines modernen Verhaltenstherapeuten habe ich kennengelernt. Ich wollte mal erforschen, was auf diesem Gebiet so angeboten wird und geriet an Dr. K., der schon nach fünf Minuten prognostizierte: »*Mit fünfzehn Sitzungen müssten wir hinkommen.*« (Fakt war: *er* musste damit hinkommen, denn eben diese Stundenzahl wurde von der Kasse übernommen.) Die Kostenübernahme verlieh der Methode das Prädikat »anerkannt«, machte sie aber nicht transparenter, wiewohl Dr. K. stolz ausführte, dass sie hochwissenschaftlich sei und *aus den USA komme, ja, aus den USA*! Wer hätte das gedacht! Aus den USA!!! Damit verging die erste Stunde.

In der zweiten Stunde klebte Dr. K. eine Elektrode auf meinen Oberschenkel. Verkabelt mit riesigen Apparaturen lag ich steif (das Klebeplättchen durfte nicht abfallen) in einem Liegesessel *á la Bahn-Comfort-Nightmare* und starrte verwirrt auf einen Mega-Monitor, über den, hurtig aufeinanderfolgend, verschiedenartige geometrische Formen hinweghüpften, die mittels Mentalkraft in am unteren Bildrand befindliche Kästchen hineinzubugsieren Dr. K. mir befohlen hatte, bevor er entschwand – vermutlich zu einer Parallelbehandlung. Ich jonglierte mehr oder weniger erfolgreich und rätselnd, wozu das Ganze gut sein sollte. Am Ende der Stunde tauchte Dr. K. wieder auf, entkabelte mich und entließ mich mit dem aufmunternden Kommentar: »*Wenn Sie so gut weitermachen, brauchen wir vielleicht doch nur dreizehn Sitzungen.*«

Er hat mir nicht verraten, was es mit diesem futuristischen US-Mentaltraining auf sich hatte, außer dass meine aus dem Lot geratenen Hirnwellen wieder in Synchronschwingung versetzt werden sollten. Deren Frequenz, so denke ich mal, Dr. K. bestimmt hätte.
Darauf habe ich dann aber doch verzichtet.

Da fällt mir ein: wo sind eigentlich die guten alten Hirnmaschinen geblieben, die in den 80er Jahren so modern waren? Die Dinger waren einsame Spitze, ihre Wirkungen so viel besser, angenehmer, nirvanischer als Dr. Ks Gehirnwellenkäse! 1987. Das neueröffnete *Studio für HighTech Relaxing* brauchte Werbung, hatte aber kein Geld. In solchen Situationen ist man schon immer gern an mich herangetreten. Ich formulierte einen Werbespot, sagte ihn anschließend in einem professionellen Tonstudio auf und erhielt als Gage einen Gutschein für ein halbes Dutzend Sitzungen in *Gehirnwellensynchronisation*.

HighTech war eingerichtet wie ein Zenkloster im vierten Jahrtausend. Schade, dass es schon bald nach der Eröffnung Pleite gemacht hat, trotz (oder wegen?) der feinen kleinen Kabinen und der superteuren Liegen mit dem imponierenden Schwingung-in-Schwingung-System, welches die darauf Ruhenden durch federleichte Hin- und Herbewegung innerhalb eines Wimpernschlags in pendulöse Trance versetzte. Allein diese Kunst des Liegewiegens hätte man leicht als *Session* verkaufen können.

Aber dann kam noch die *Mindmachine* dazu. Nach wonniger Lagerung und nachdem man mir einen Kopfhörer und ein sonnenbrillenartiges Augengestell übergestülpt hatte, wurde ich mir selbst überlassen. Zunächst ertönte nur die gewohnte milde New-Age-Musik und vor meinen Augen flackerte es schwarzweiß. Aber dann! Dann! . . .
Dann gebar das Schwarzweiß Farben und Formen. Und was für welche!

Azurblaue Kringel hüpften mit leuchtendroten Punkten durch die schwarze Nacht und mit zitronengelben Streifen um die Wette, taumelten, schwebten und tanzten, küssten sich, liebten sich, ergossen sich ineinander, zerflossen zu Orange, vereinten sich zu violetten Silberspiralen, schraubten sich girlandenförmig empor, fielen als Blütenregen lachsrosa korallenfarben rubinrot herab, stürzten als blauglitzernder Wasserfall in grellbunte Schluchten, überfluteten grasgrüne, flaschengrüne, smaragdgrüne Auen, Farbfeuerwerk explodierte; farbigsprühender Funkenregen ergoss sich aus dem Irgendwo in ein tiefdunkelblaues, goldgesprenkeltes Nirgendwo, während überall immer wieder Buntwellen schwappten, himmelblau mit weißen Schaumkronen, Kirchenfensterfarben bei Sonnenlicht, Kinderkaleidoskop, kosmische Sternenpalette, bunt durcheinanderpurzelnde Mosaike, Farbeimer Gottes, ausgeleert in einem Schwung, regenbogenprächtig, brillantlichtdurchflutet …

Ach, warum hat HighTech nur Pleite gemacht?! Und ach, wo sind sie nur geblieben, die guten alten Hirnmaschinen?!

… **Eine traurige Möglichkeit wäre**: Die Hirnmaschinen wurden vom Markt genommen, weil das himmlische Geflimmer epileptische Anfälle auslösen kann. Bei mir hat es allerdings nur Begeisterungsanfälle ausgelöst, und es wurmt mich noch heute, dass ich seinerzeit zu stolz war, mir Geld zu leihen, um mir so ein Gerät zu kaufen. Aber es gibt einen Trost. Auch hier. Sogar hier. Nur einen kleinen, schwachen, doch immerhin, einen Trost. Neulich fuhr ich mit dem Zug, die Sonne gleißte durchs Fenster, ich schloss die Augen und ließ meine Lider bescheinen. Der Intercity sauste an einem Waldstück vorbei, da erzeugte der Wechsel von Hell und Dunkel einen stroboskopischen Effekt. Und da, plötzlich, sah ich wieder diese Farben. (Ach, »*Lucy in the Sky with Diamonds*« …!) Nein, es war nicht ganz so phantastisch wie mit der Mindmachine. Und nur deshalb Bahn zu fahren, wäre angesichts der DB-Preise nicht günstiger als eine HighTech-Relax-Session. Aber wenn du sowieso im Zug sitzt oder in der S-Bahn (die Tram ist meist zu langsam)* und zufällig bei Sonnenschein auf einem Fensterplatz, lass dir das nicht entgehen.

Eine psychedelische Erfahrung …

* Es klappt auch im Auto. Aber versuch' es bitte nicht, wenn du die Hände am Lenkrad hast!

III. WELLNESS für SINNE, SINN und SINNLICHKEIT

Sinnige und unsinnige Gruppenerfahrung

und ein bisschen Sinnliches

Meine erste Tantragruppe erlebte ich nach einer brisanten Trennung, während ich gerade entmietet wurde und mich obendrein mit ausbleibenden Unterhaltszahlungen herumschlug. Ich war also nicht der besten Laune. Dass ich dann eine tantrische Woche lang mit den Themen Lüge und Untreue konfrontiert wurde, hob meine Stimmung nicht eben, stellte aber doch einiges klar, zum Beispiel, dass ich Aufrichtigkeit und Treue wollte.*

Tandaradei – das Wort klingt nicht zufällig wie Tantra.

Im Tantrismus ist die Welt nicht mehr »lauter Übel« (*sarvam dukkham*) wie in den Upanishaden, auch nicht mehr »Stätte der Pflicht« (*dharmaloka*) wie in den Epen, sondern »Stätte des Genusses« (*bhogaloka*), ja, Gottes »süßes Spiel« (*lila*).

Klingt vorlockend, oder? (Die Welt als Wellness-Oase, sozusagen; es gibt nichts Neues unter der Sonne.) Sachlicher: Der Tantrismus postuliert eine »radikale Hinwendung zur Welt«. Will heißen, ganz entspannt im Hier und Jetzt (auch dies nicht neu) alles genießen, was ist. Auch – aber nicht nur – die Erotik.

Durch die Aufwertung der weiblichen Urkraft (*shakti*) kommt auch die verdrängte Weiblichkeit (endlich wieder) zu ihrem Recht. Der Menschenleib wird zum Werkzeug für die Befreiung, anders gesagt, zur Kutsche auf dem Weg zur Erleuchtung. Die unbeachtete, verachtete und vielfach malträtierte leibliche Hülle darf sich endlich sinnlich zeigen – auch, aber keineswegs vor allem (geschweige denn nur) beim rituellen Liebesakt, *maithuna* genannt. Damit ist der menschliche Körper nach tantrischer Auffassung nicht mehr Quelle der Schmerzen, sondern Tempel Gottes. Also: Auf zur Tantragruppe!

Die von mir besuchte Veranstaltung war ihr Geld wert; und ich wurde dabei dank der bereits erwähnten unromantischen Rückführung meine Schulterbeschwerden los.

Ansonsten war die Woche davon geprägt, dass ich mir – egal für welche (harmlosen) Paar-Exerzitien – immer den Falschen raussuchte, was eindeutig an einem mistigen Muster meinerseits lag, das mir zwar nicht neu war, jedoch immerhin noch bewusster wurde. Was aber auch nicht viel geholfen hat; jedenfalls nicht sofort. Am fünften Tag dieser quälenden Irrungen, aus

---

* Aufgrund dieses Postulats lag ich geraume Zeit allein im Bett, auch nachdem ich es schon auf »Aufrichtigkeit« reduziert hatte. Das Leben wird nicht immer einfacher, wenn man zu sich steht.

purer Verzweiflung, und weil sie mich so mitfühlend ansah, küsste ich im Vorübergehen eine der Assistentinnen; und war erschüttert, als sie, ein hübsches Weib in saftigen Jahren, mir nächstentags gestand, dieser (aus schwesterlicher Verständnisinnigkeit geborene, süße, doch eher beiläufig spielerisch hingehauchte) Kuss sei der schönste und leidenschaftlichste ihres bisherigen Lebens gewesen. Obgleich diese Begebenheit nun schon ein gutes Jahrzehnt zurückliegt, bin ich noch immer sprachlos.
Hallo, Männer?! Tantra, hilf! Hilft es??

Was jene Gruppe und mich angeht, so habe ich von den Duft- und Klangritualen und einem Großteil der Übungen außerordentlich profitiert. Die Kombination Menschenansammlung plus Erotik plus zeitweilig hoher Lärmpegel hingegen ist schierer Horror für mich. Und ich habe etliche Sympathien eingebüßt, als ich meinem Unmut darüber Luft machte, dass keineR der Shivas und Shaktis sich je veranlasst sah, mal eine Klorolle zu wechseln. Jedes Mal, wenn ich musste, was auch Erleuchtete müssen: leere Hülse auf Halterung. Der *High-Energy-* und *Holy-Vibrations*-Anspruch stand für mich in erheblichem Widerspruch zu der offenkundigen Illusion, Klopapier würde nach Bedarf auf leeren Hülsen nachwachsen. (Übrigens ein weltweit verbreiteter Irrglaube, den anscheinend immer ich ausbaden muss, ob im Café, in der Oper, in meiner WG, in den pünktlichen Zügen der Deutschen Bahn oder, wie hier, in weihevollem New-Age-Setting.)

Immerhin, das Seminarleitungspaar ist professionell und humorvoll mit meiner profanen Motzerei umgegangen und hat auch intimen Fragen zum Thema Treue tapfer standgehalten, was ich den beiden besonders hoch anrechne. (Für Neugierige: Sie haben alles ausprobiert und sich aufgrund dieser Erfahrungen für Treue entschieden. Sagten beide.)

Am letzten Abend (Thema: *Auf den Schwingen der Phantasie*) (so eine Art tantrischer Karneval) kapitulierte ich, gab die Suche nach dem *Richtigen* auf, wühlte mich, aller illusorischen Sehnsüchte überdrüssig, durch Gauklertruppen, Hexenzirkel, Lederfanclubs und Amazonenhorden und schloss mich drei unfreiwillig übriggebliebenen Männern an. (Die Einzelkonstellationen waren an diesem Abend ja ausnahmsweise nicht paritätisch, sondern x-beliebig, kreativ und daher numerisch ungerecht.)
Das Restposten-Triumvirat hatte aus der Not eine Tugend gemacht, die unselige Insel der Einsamen zum Römerlager

umetikettiert und die Zugbrücke als hochgezogen deklariert, was die Kontaktaufnahme zunächst erschwerte; nachdem ich jedoch in der zentrumseigenen Küche eine Flasche Rotwein organisiert, heimlich in die heiligen Hallen (*No alc! No drugs!! Just – safe!!! – sex!!!!*) geschmuggelt und damit meine Aufnahme in den Männerbund erwirkt hatte, verbrachte ich den Rest der Nacht als Marketenderin zwischen den dreien im Trastevere des Gruppenraums.

Es war alles andere als liebestoll, aber es war amüsant. Ich hatte einen Schwips. Wir haben viel gelacht. Und das Trio Romano hat sich erdenkliche Mühe gegeben, einen akustischen Schutzwall gegen libidinöse Geräusche zu bilden und Sodom und Gomorrha von mir fernzuhalten.

Und dafür bin ich ihnen noch heute dankbar.

Hier ein Zwischenwort, nicht zum Höheren Selbst, sondern zu niedersten Bedürfnissen und zu einem international sträflich missachteten Wellness-Grundgebot. Ein Hilferuf, ein globaler weiblicher Hilfeschrei. Er richtet sich an die Zuständigen in aller Welt und lautet:

Es gibt zu wenig Damentoiletten!

In Hotels, Bierzelten, Kneipen, Restaurants und Cafés, in Museen und Musentempeln, in Theatern und Konzertsälen, in Kinos und Seminarhäusern: die Schlangen vor den ***D***-Klosetts sind länger als jede Pause, nervig, spannungsgeladen, beziehungsgefährdend, familienfeindlich, unwürdig und beschämend.

Jeder Mensch weiß, dass SIE öfter muss als ER. Also? Woran liegt es? An den Architekten? Realistische Bedarfsberechnungen anzustellen, wäre ein Kinderspiel. Oder am Klo-Etat? Ich habe sogar schon an die Möglichkeit einer internationalen Verschwörung gedacht, fiese Pläne, mittels derer den Frauen immer und überall ihre Unzulänglichkeit buchstäblich unter die Nase gerieben werden soll. Aber ich habe keine plausible Erklärung gefunden. Und keine Lösung außer dieser: Wenn du, liebe Leserin, in der zweiten Lohengrin-Pause (obwohl du schon wieder bei den letzten Tönen losgeflitzt bist) dir schon wieder zehn Meter vor der Tür mit dem dämlichen ***D*** die Beine in den Bauch stehst und (hinter hundert und vor zweihundert anderen Tüllschleifenpopos) hibbelig die Notfall-Beckenboden-Durchhalteübungen praktizierst, während durch die Nebentür mit dem herrlichen ***H*** nur ab und zu, forsch und dynamisch, ein einzelner Mann tritt, dann zögere nicht! Frag den Kerl, der da eben rauskommt (und sich mit einem mitleidigen Blick auf die Geduld heuchelnde Damenversammlung zufrieden den Hosenbund zurecht rückt): »*Ist noch einer da drin?*« Wenn er perplex schweigt: »*Prima. Dann stehn Sie mal kurz Wache! Danke!*« (Du kannst dich auf ihn verlassen, er wird es tun, er ist zu verblüfft für Gegenwehr.) Die ***H***-Tür aufreißend, wirfst du die Faust in die Luft: »*Los, Schwestern*!« Mindestens fünf Tüllschleifen werden dir folgen, denn ihr habt keine Wahl, es hat soeben zum dritten Mal geläutet.

(Und ich garantiere dir, ihr werdet hinter einem Dutzend Urinalen auch hübsche geschlossene Kabinen in ausreichender Menge vorfinden.)

Nachdem ich die sechsundzwanzigste Folge von »Ninja Turtles« lippensynchron ins Deutsche gebracht hatte, merkte ich, dass ich unter Sinnenfreudenmangel litt. Und so buchte ich bei einer anderen, aber ebenfalls bekannten Tantra-Institution zwölf fortlaufende Abende. Frühzeitig. Denn bei Tantra-, nicht anders als bei VHS-Kursen, herrscht Frauenüberschuss. Anders gesagt: Männermangel. Da herrenloses Tantra sich nicht gut verkauft, sind maskuline Mitwirkende stets gesucht, und jedem ExteilnehmER werden die Tantragruppen-Einladungen nachgeworfen, nach dem Motto »*Mach's mit! Noch mal und kostenlos!*«

Ich hatte also einen der heißbegehrten zahlungspflichtigen Shakti-Plätze ergattert und die Gruppe begann, wie alle Gruppen beginnen; mit der Vorstellungs- und Befindlichkeitsrunde. Für die Leitung bedeutet das eine Runde Namensgedächtnisgehirndauerlauf, für GruppenteilnehmerInnen ist es *die* Chance, unauffällig auszuspechten, wer *bevorzugt* oder *eventuell* (wofür auch immer) in Frage kommen könnte, oder *nie-im-Leben*!

Diesmal anwesend: zwölf Frauen und zwölf Männer. Was Letztere betraf, so keimte der Verdacht in mir auf, dass die OrganisatorInnen zwecks Mitgliederwerbung (respektive potenzieller Mehreinnahmen) dazu übergegangen waren, Anzeigen in der Boulevardpresse zu schalten. Jedenfalls sahen die Kavaliere nicht so aus, als hätten sie sich eingefunden, um höhere Weihen zu empfangen. *Nie-im-Leben*. Nach der Rederunde sollte sich jede Frau mit dem ihr sympathischsten Mann zu einer Tanzrunde zusammentun; eine New-Age-Form der Damenwahl. Ich versteckte mich hinter der Shivalingam-Säule im hintersten Winkel Raumes, tanzte mit mir selbst und tat so, als sähe ich den nicht, der mich und die Stele umkreiste. Dann sollte *jeder* seine Decke nehmen und *jeder* sich hinlegen und in sich hineinspüren, um hinterher in der Austauschrunde kundzutun, was bei *ihm* so abgelaufen sei.

Ich tat kund, dass ich in einer Gruppe, in der es ja auch um die Wertschätzung des Weiblichen ginge, nicht ständig mit »*er*« angesprochen werden wolle.

Dem Mienenspiel der Kursleitung (tantrisches Paar) nach zu urteilen, waren solche energetisch niederfrequenten Aussagen jedoch unerwünscht. Eine Frau tat kund, dass sie meiner Meinung sei. Drei Herren taten kund, dass das doch echt egal sei.

Der unfreiwillig einsam gebliebene Tänzer tat seinen Frust kund und durfte daran arbeiten.

Dann ging's an eine Übung im Viererpack, geschlechtliche Zusammensetzung beliebig. *Einer* sollte liegen, die drei anderen sollten *den Liegenden* berühren. (Gleich am ersten Abend drei wildfremde Leute auf eine vierte fremdelnde Person loszulassen, finde ich persönlich tantra-didaktisch kühn, aber sei's drum.) Ich fand mich als passiver Part in der Rolle *des Liegenden* wieder. Aus der Spitzmausperspektive blickte ich zu meiner Crew auf und sah eine sich mit andächtig geschlossenen Augen die Hände energetisierende Dame sowie drei sich mit glänzenden Augen die Hände reibende Kerls. Lauthals und ungefragt tat ich (schon wieder ich!) kund, ich wolle nur von der Frau angefasst werden. Da die hedonistische Kurszeit abgelaufen war, hielt sich der darauf folgende Aufruhr in Grenzen.

Ich ging heim und in mich. Es war nicht meine Absicht, mir unbekannte Homo-Sapiens-Männchen zu frustrieren oder gar Gruppen-Eklats auszulösen. Und so rief ich am nächsten Tag die bessere Hälfte der Kursleitung an und teilte ihr mit, dass ich nicht mehr kommen, oder, unmissverständlicher, nicht mehr dort *hingehen* wolle. Wohlgemerkt, ich erhob keine Vorwürfe, forderte kein Geld zurück, war bereit, alle Schuld auf mich zu nehmen – ich wollte nur nicht mehr *mitmachen* müssen; und tantradurstige Damen, die (auf meine Rechnung) für mich eingesprungen wären, hätte es sicher genug gegeben. Deshalb ist mir die Reaktion der Gruppenleiterin nach wie vor unverständlich; doch die Tatsache, dass sie so sehr aus dem Häuschen geriet, bestärkte mich in meinem Entschluss, das Kursgeld in den Wind zu schießen, mich erleichtert aufseufzend in meiner Kuschelkissenecke zurückzulehnen und es mir allein gemütlich zu machen. (Ts, ts, ts. *Gemütlich* zu machen; nicht gemütlich zu *machen*.)

Tantrische Forschungsergebnisse: Bei den Tantragruppen-Offerten handelt es sich teils um harmlose Wellness-Programme, teils um wertvolles Sinnesfunktionstraining, das die Büromenschen des 3. Jahrtausends, die Internet- und Cybersexsurfer des *Kali Yuga*, wahrlich nötig haben, weil sie zwar überflutet werden von unsinnigen Reizen, doch arm sind an sinnvoller und sinnlicher Erfahrung. Ein weiterer Teil der Angebote entpuppt sich beim Mitmachen als Kurzzeitpartnervermittlung für tatsächlich oder angeblich Anspruchsvolle. Warum nicht? Aber warum nicht das Kind beim Namen nennen? Darüber hinaus gibt es ernstzunehmende Tantra-MeisterInnen. Und mit denen ist es wie mit jedem wahren Meister. Du findest sie nicht – sie finden dich.

Und such nicht in der Ferne; vielleicht liegt er oder sie ja neben dir im Bett, ebenso auf der Suche wie du selbst ...

Eines Tages kam meine Tochter – damals fünfzehn – zu mir und meinte: »Mama, ich bin dir so dankbar! Ich hab' dir ja so viel zu verdanken!« Mütterliche Rührung überkam mich. »*Wirklich?!*« – »*Echt, Mama! In meinem Alter hat kaum jemand schon so viele Events zu so vielen Themen besucht! Echt cool, wo du mich überall schon mit hingenommen hast!*« Mir stiegen Tränen in die Augen. »*Aber weißt du, was das Tollste ist, Mama?!*« – »*Was denn, mein Liebes?*« – »*Wenn ich bei so einer Veranstaltung war, also schon nach nur einer, bin ich mit dem ganzen Thema schon durch. Das kann ich dann ein für allemal abhaken!*«*
Und so war auch die erste Selbsterfahrungsgruppe meiner Tochter vermutlich schon ihre letzte.

Am zweiten Weihnachtsfeiertag jenes 90er-Jahre-Jahres erhielt ich den Anruf eines mir bekannten Therapeuten, im Folgenden T. genannt, den ich in Einzelsitzungen schätzen gelernt hatte. Es seien »*zufällig gerade eben noch zwei Plätze*« in der einwöchigen Silvestergruppe freigeworden.** Ob ich nicht Lust hätte, mit meiner Tochter ...? ... zum halben Preis ...!

Meinen Einwand, eine Gruppe prä- und postmenopausischer Frauen (erfahrungsgemäß vorrangig Frauen) könnte, wie spirituell auch immer, doch ein wenig öde für eine Fünfzehnjährige werden, wusste T. mit dem Argument zu entkräften, zufällig sei auch ein Knabe ihres Alters anwesend, und er fügte hinzu, es seien diesmal übrigens besonders viele Männer dabei (ein Hinweis, der vermutlich auf mich abzielte).

Der Winter war kalt, nass und trüb, und ich wollte meiner Großen mal was anderes bieten als Silvester mit Mama und Katze. Das Filmmaterial, das ich über die Feiertage hätte eindeutschen sollen (»*Making love with Dr. Ruth Westheimer*«), war noch nicht eingetroffen.
Außer *Dr. Ruth* standen mir zum Jahresbeginn noch mindestens weitere sieben Filme der 20-teiligen Dokureihe *Bissige Haie*

---

* Nach dem Besuch einer einzigen frauenbewegten Veranstaltung behauptete sie auch, schon mit dem Feminismus »durch« zu sein, was mir so zu Herzen ging, dass ich es hier erwähnen musste, wiewohl meine Chancen, bei einem Frauenbuchverlag zu landen, bereits beim Schreiben dieser Fußnote bedenklich gesunken sind.

** Er legte das noch ausführlicher dar, und zwar: ... da zwei Teilnehmer kurzfristig wegen Krankheit abgesagt hätten und er gern für Ersatz sorgen wolle, damit diese zwei die Seminargebühr nicht zahlen müssten.

bevor. Eine Silvestergruppe mit dem Titel *Sinne, Sinn und Neubeginn* schien in diesem Moment genau das Richtige.

Wir packten.

Wollsocken, Unterhemden, Schlabberhosen, Zahnbürsten, Waschzeug. Deo. (Deofreie Gruppen sind nur bei Gruppengrößen unter Gesamtfünf erträglich). Schreibzeug? Nein. Föhn. Kamm. Notfalltropfen. Schmuseschäfchen (für meine Tochter), Ohropax (für mich). Lippenstift? Angesichts der hohen Männerquote: Lippenstift.

Zugfahrt in ein entlegenes Dorf an der Grenze zu Österreich. Von dort: Transfer im Elektroauto ins Ökoseminarhaus. Außer unserer Sinnsuchergruppe treibt sich noch ein Feuerlaufteam auf dem Gelände herum, mit dem uns jedoch nichts verbindet als der gemeinsame Speisesaal.

Schon beim Essen am ersten Abend empfahl T. uns, bei der später anberaumten Trancereise *alles hochkommen zu lassen, was hochkommen will*, was mich bewog, auf die Nachspeise (Tofupudding Vanillegeschmack) zu verzichten. Zu jener Zeit machte meine Tochter eine Phase pubertären Aufbegehrens durch; ich hatte alle Hände voll zu tun, vergnatzte Lehrer und pikierte Lehrerinnen zu besänftigen, denen die von ihrer Schülerin gebotene Mischung aus Schwätzen, Lachen und guten Noten schwer zu schaffen machte, ließ diese Mixtur doch jede Art von Machtspielchen ins Leere laufen, insbesondere die Finsterdrohung *Durchfallen*.

Gruppenraum im Dämmerlicht. Zwanzig Menschen (Gesamtanteil österreichische Staatsangehörige achtzig Prozent, Gesamtanteil Männer zwanzig Prozent plus ein Knabe) liegen trancebereit auf ihren Matten. Da höre ich meine Tochter auch schon kichern. Sie hatte T. beim Wort genommen und ließ alles hochkommen, was hochkommen wollte. Aus der Musikanlage schwappten die vertrauten lauen Klänge, und mir trat kalter Schweiß auf die Stirn.

Gewiss, wir waren ermuntert worden, alles zuzulassen, und Tochter genoss es, ihre schulisch unterdrückte boshafte Aufmüpfigkeit rauszulassen, indem sie den schönen Trance-Soundtrack nachäffte. Aber, was sie nicht wissen konnte: Man darf am Weltgefüge rütteln, aber nicht, niemals, *nie-im-Leben*, an den Strukturen einer Selbsterfahrungsgruppe; das ist ungeschriebenes Gesetz.

Und so stand an diesem Abend die Doppelbotschaft »*Mach auf, mach auf, lass es zu, lass es zu!*« als schauriges Menetekel an der Wand.

Zweiter Tag. Frühstücksflirt mit einem der männlichen Teilnehmer. Erquicklich, aber nicht ernst und schon gar nicht zukunftsträchtig, denn er (von Beruf Lehrer) war frisch geschieden, weil bekennender notorischer Schürzenjäger. So erzählte er mir. Er erzählte mir auch, dass er nur mit viel Glück noch einen Platz in der Gruppe bekommen hätte. Dann, im Verlauf des Tages, berichteten weitere sechs TeilnehmerInnen von dem gleichen Glück. Meine einzeln und gezielt durchgeführte Recherche ergab dann: T. habe dendie Sowieso am zweiten Weihnachtsfeiertag angerufen mit der frohen Botschaft, dass zufällig gerade eben ein Platz in der Gruppe freigeworden sei, da jemand kurzfristig abgesagt habe und dass derdie Sowieso für die ausgefallene Person einspringen könne. Zum halben Preis.***

(Ich weiß, Gruppenleiterleben ist kein Zuckerschlecken. Aber warum kann man nicht sagen: »*He, Leute, ich vergebe acht Plätze zum halben Preis, damit die Gruppe voll wird. Hab' ich was davon, habt ihr was davon; wie wär's?*« Warum schummeln?)

Der Vormittag des dritten Tages verging damit, dass der Fünfzehnjährige sich darüber ausließ, sein inneres Kind entdecken zu wollen. Meine Tochter bekam einen Lachanfall. T. empfahl ihr, es rauszulassen. Ich fühlte mich gar nicht wohl. Ich litt an Primär-Nostalgie. Ach, wo waren sie hin, die guten alten Zeiten, in denen Therapiewillige sich gegen den empörten Widerstand einer verlässlich konservativen Gesellschaft in das unbekannte oder verachtete Abenteuer *Therapie* gewagt hatten?! Wie unvollkommen damals die Techniken! Wie authentisch die Mitwirkenden! Wie unschuldig das Ganze! Jetzt schienen alle zu wissen, wie so was abzulaufen hat.

Kaum dass ein erstes Tränchen irgendwo am Lidrand hing, schon setzte jemand die Mitfühlmiene auf und hielt die Aldi-Haushaltsrolle hin (ohne die, nebenbei bemerkt, jedwede Art emotionaler Gruppentherapie schlichtweg undenkbar wäre).

*** Er habe das sogar noch ausführlicher dargelegt, und zwar: ... da ein Teilnehmer kurzfristig wegen Krankheit abgesagt hätte und er gern für Ersatz sorgen wolle, damit der eine die Seminargebühr nicht zahlen müssten.

Am vierten Tag waren Tochter und ich an der Reihe mit *Raumschmücken.* Wir fanden, es müsse was Irdisches, Erdendes, Deftiges her. Im Keller wurden wir fündig. Fragten die Seminarhausleitung, ob wir uns mal den *röhrenden Hirschen* in Öl ausleihen dürften. Wir durften. Die Öko-Chefs fanden das witzig; die anderen nicht. Auch das Wurst- und- Käse- Stilleben, unübersehbar mitten im Raum platziert, kam nicht so gut an, außer bei meinem Flirt, dem auch *alles ein bisschen unauthentisch* vorkam. T. lächelte gequält.

Der fünfte Tag war der Astrologie gewidmet, unter Leitung einer Gast-Astrologin. Ihr Lebensgefährte war auch dabei. Nennen wir ihn den *Aszendenten.* Thema waren die Mondknoten sämtlicher zwanzig TeilnehmerInnen. Die Sternenkundige gab auf amüsante Weise Wissenswertes von sich. Doch schon bei TN Nr. 10 hätte man die Luft schneiden können, und als TN Nr. 13 an die Reihe kam, waren mangels Sauerstoff fast alle eingenickt; nur der *Aszendent* gab, hellwach, bei jedem neuen Horoskop seinen Senf dazu. Als meine Tochter ihre Portion abbekam, verdrehte sie die Augen, und sie ist für gewöhnlich ein bewundernswert geduldiger Mensch.

Dann kam ich dran. Oh, ich hoffte so sehr, er würde schweigen! Meine Reaktion führt zu kollektiven Turbulenzen. Beim Abendessen will niemand neben uns sitzen. Meine Tochter findet alles *peinlich.* Ich erinnere an ihre Trancereise. Auch peinlich, gibt sie zu. Schließlich bieten feixende Feuerläufer uns zwei Plätze an ihrem Tisch an. (Hätte *Feuerlauf* buchen sollen. Zu spät.) Daraufhin gesellt sich mein Flirt für den Nachtisch zu uns an den Feuerläufertisch und verputzt den Tofupudding (Schokogeschmack) an meiner Seite. Stimmt schon: *Sinne, Sinn und Neubeginn* war nicht als Encounter gedacht, mehr so als besinnliches Beisammensein zum Jahreswechsel; insofern habe ich mich fehlverhalten.

Aber die abendliche Gruppenrunde erinnert mich an Hexenjagd – und das sage ich auch. Da geht es rund. Gruppenleiter, Astrologin und *Aszendent* versuchen gemeinsam, Leute (mit halb- oder ganz gepackten Rucksäcken schon abreisebereit) wieder einzufangen. Letztlich lässt die aufgebrachte Schar sich nur zum Bleiben bewegen, weil ich mit erhobener Schwurhand meine Abreise für den nächsten Morgen verkünde.

Die Nacht verbrachte ich im Ökokeller, auf einer Matratze unter dem Wurst- und Käse-Stilleben, flankiert vom *röhrenden Hirschen*, meiner Tochter und meinem standhaften Flirt. Auch ich blieb standhaft. Zum einen meiner Tochter wegen, zum anderen wegen seiner chronischen Schürzenjägerei. (Ich wollte immer noch Treue.) Aber seine Gegenwart war wärmend, tröstlich und erquicklich.

Der Silvestertag begann mit einem pyrogenen Abschiedskuss ohne Adressenaustausch und endete daheim mit einer Mutter-Tochter-Katze-Feier auf der alten, mit Fellen bedeckten, mondbeschienenen Gartenbank unter der Silhouette des lächelnden Apfelbaums, bei buntem Feuerwerksgeknalle, knirschendem Glitzerschnee, Bleigießen, Gitarrenspiel und einem zweistimmig in die Nacht geschmetterten »*All You Need Is Love!*«

Inzwischen hat der Markt weitaus mehr zu bieten als Begegnungs– Lust- und Sinnsuchgruppen. Zum Beispiel Flirt- und Lachkurse. Mein Vorschlag: Besuch den Flirtkurs, da lernst du das Lachen gleich mit.

Zurück zur Astrologie. Heiß umstritten, die Astrologie. Und wir reden hier nicht von den Tageszeitungshoroskopen. (Dass die Unfug sind, wissen wir – und lesen sie gern, weil wir Unfug lieben.) Nein, wir sprechen von ernsthafter Astrologie. Was mich betrifft: Wenn die Mondin goldkugelrund über den Himmel tanzt, habe ich nur noch die Wahl zwischen mondsüchtig mittanzen oder mich schlaflos wälzen, allein oder (besser) zu zweien. Und bekanntermaßen beeinflusst die Erdtrabantin ja nicht nur meinen (und deinen?) Schlaf, sondern noch vieles mehr. Sie ist Gebieterin über die Gezeiten, den weiblichen Zyklus und den Ostertermin. Warum also sollten nicht auch Millionen weiterer Himmelskörper und unzählige andere Faktoren auf uns einwirken? Und warum sollten wir nicht nach Anhaltspunkten suchen in diesem unermesslichen, unüberschaubaren Wirkfaktoren-All, nach ein paar hoffnungsvollen oder tröstlichen Antworten auf unzählige quälende Fragen, nach einem Anker in der Bodenlosigkeit? In Ungewissheit zu leben, erfreut sich nun mal keiner großen Beliebtheit; und selbst wenn wir schon wissen, dass wir nichts wissen, wüssten wir immer noch gern, wie es weitergeht, was zu tun ist oder zu lassen, zu beachten und zu achten, zu ändern – oder eben nicht zu ändern.

So ließ auch ein Freund von mir, frischverliebt, gleich nach dem ersten *Date* (vielleicht war's auch ein Treffen oder Rendezvous) das Beziehungshoroskop erstellen. *Ideale Konstellationen!* ... Bald folgte die Hochzeit.

Ideale Konstellationen! ... das bestätigte auch ein zweiter Astrologe; da waren die beiden aber schon geschieden.

Wie alles Sicherheitsstreben, so hat eben auch die Astrologie ihre Grenzen.

Frau Liba, der die Sterne auch nicht schnuppe sind, geht so mit ihnen um: *»Wenn ich schau nach und seh', hab' ich unginstiges Horoskop, sag' ich: ›Herrrr, hab' ich wirrrklich miserabliges Horrorskop fier kommende Jahr. Aber weiß ich, meinst du's net schlecht mit mir und willsch du mich nur priefen, ob vertrau' ich mehr DEINE Giete oder mein astrologisches Wissen. No, wem werd' ich vertraun? Vertrau' ich natierlich DIR, weil werd' ich net so bleed sein und reinfallen auf DEINE Priefungen. Und jetz' schau, dass du auch verdiensch so viel Vertrauen!‹«*

Wenn auch auf das Horoskop kein Verlass mehr ist und man (noch) nicht so viel Gottvertrauen hat wie Frau Liba, wo kann man dann noch Rat und Hilfe finden? Ich kenne einen genialen Hellseher. Wenn du ihm gegenüber sitzt, fühlst du dich, als würde eine Fliege dich umsummen, die von einer Katze beobachtet wird. Doch bevor dein Zwerchfell anfängt zu zucken, stellt der Mann dir eine Frage, die dich sprachlos macht; deshalb liefert er die Antwort selbst gleich mit dazu; in meinem Fall war die auch schon mal so, dass ich den Rest des Vormittags regungslos auf einer Parkbank verbracht habe, bevor ich mich daranmachte, mein Leben (wieder einmal) umzukrempeln.

Ich bewundere Könner dieser Zunft. Und trotz lustig augenrollender Aura-Inspektion gilt: Begnadete Hellseher können hilfreich sein, ja lebensrettend, und sind ernst zu nehmen. Lustig und literarisch ergiebig dagegen sind grottenschlechte Blender. (Überhaupt liefert das Schlechte in der Welt ja gemeinhin den besseren Stoff für Bücher, Filme und Theaterstücke.)

Einen von dieser Sorte habe ich mal am Telefon erlebt.

Er arbeitete für eine medienbekannte und als seriös geltende Institution, bei der nicht nur HellseherInnen und WahrsagerInnen tätig sind, sondern auch AstrologInnen, KartenleserInnen, Karma-UmschreiberInnen und überhaupt alles, was das Lichtrebellenherz begehrt, und all ihr tätiges Tun und Treiben ist unter dem Oberbegriff *Beratung* zusammengefasst.

Allerdings, jemand aus der (laut Prospekt hundertköpfigen) Crew nennt sich *Blondengel*, was schon gleich mein Misstrauen erregt hat; aber ich hatte einen Gutschein für eine kostenlose Erstberatung, irgendjemand hatte mir überzeugend von der Astroberatung vorgeschwärmt, und so griff – oder, präsenter und plastischer im Präsenz: greife – ich eines Tages doch zum Telefon, um die Nummer des Instituts zu wählen. Nach langer Bandansage, bei der sämtliche Beratungsmöglichkeiten aufgezählt werden, verlange ich (der Anweisung einer elektronischen Stimme folgend) per Tastendruck eine hellsichtige Wahrsagung. Es meldet sich eine Callcenterfee, die mich nach Aufnahme meiner *Identity* (also Name, Adresse, Telefon) fragt, ob ich mit einem *Counseling* (also einer Beratung) durch *Mara* einverstanden sei, Mara sei mit neunhundertdreiundvierzig Beratungen hocherfahren und stünde mit einer Gesamtwertung von 4,5 auf der 6,6-Punkteskala. In diesem Zusammenhang weist die

Stimme mich darauf hin, dass ich unmittelbar nach der *Session* per Tastendruck eine *Valuation* abgeben könne, eine Wertung also, eine Benotung zwischen einskommanull und sechskommasechs, wobei unklar ist, in welche Richtung gezählt wird. Ob ich denn nun mit der begehrten Mara einverstanden sei? Warum nicht?! Doch dann lässt eine weitere elektronische Stimme verlauten, ich würde nun mit einem anderen ebenfalls sehr erfahrenen Berater namens Mikosch Mikuschinski (oder so ähnlich) verbunden. Danach ertönt eine Tonschleife mit den elektronisch entstellten, traurigen Resten von *Für Elise*.

Das »*Halloooo?!*« ist samtpfotenweich.
»*Halloooo?! Ich bin der Mikosch ... Halloooo?! Was kann ich für dich tun?*«

Ich kannte Mikosch Mikuschinski nicht. Gleichwohl traute ich mich nicht, ihm zu sagen, dass mir Siezen lieber wäre. Ich wollte nicht als verzopft gelten und befürchtete negative Auswirkungen auf seine Hellsichtigkeit; auch war das Gratisgespräch ja auf fünfzehn Minuten beschränkt.

»*Halloooo? Magst du mir nicht sagen, was ich für dich tun kann?*«
(Er fragt mich? Ich denke, er ist hellsichtig?)

In mein Zögern hinein äußerte M.M. akustisch Unverständliches. Auch im Folgenden war vieles kaum verständlich. Wenn ein Telefonberater unter Nuscheln und chronischem Silbenverschlucken leidet, ist Verwirrung zu erwarten. Sprachhemmungen lassen sich auch schlecht lautschriftlich niederschreiben. Und deshalb lasse ich alle zeitraubenden »*Wiebittewas?*« weg und erwähne nur die erste Panne dieser Art.

»*Gib mir Dreimschtpp!*«

Als ich endlich akustisch verstanden hatte, stand ich mental auf der Leitung. Erst nach vielem Hin und Her begriff ich und sagte, wie gewünscht, dreimal hintereinander STOPP (möglichst ausdruckslos, denn hätte ich dabei geweint, hätte M. messerscharf daraus schließen können, dass ich nicht gut drauf bin, und ich wollte ihm ja nicht helfen bei der Hellseherei).

Pause.

Dann, M.: »*Sag mal ... gibst du jemandem Liebe, die der nicht verdient?*«
(Standardfrage für Frauen?)
Ich: »*Nöö, eigentlich nich' ...*«
M.: »*Also, das ist es nicht ... Hast du ein Kind?*«
Ich: »*Ja.*«
(Treffer! Wenn er sich jetzt auf das Geschlecht festlegt, liegt die Wahrscheinlichkeit eines weiteren Treffers bei üppigen fünfzig Prozent. Er legt sich aber nicht fest.)
M.: »*Und dein Nachwuchs macht dir Freude?*«
(Geht ja wohl den meisten Eltern so, oder?)
Ich also, wahrheitsgetreu: »*Ja!*«
M. (nach einer Pause): »*Träumst du manchmal?*«
Ich: » *Hm-hm ...*«
M., hoffnungsfroh: »*Und die Träume gehen in Erfüllung?*«
Ich, entschieden: »*Nöö, bis jetz' eigentlich nich' ...*«
M., unverzagt: »*Aber du hast eine gute Intuition?!*«
Ich, weiter wahrheitsgetreu: »*Hm-hmmm.*«
M., neuen Mut schöpfend: »*... die hat dich schon oft gerettet, was?*«
Ich, wortkarg: »*Nöö, eigentlich nich' ...*«
M., bohrend: »*Aber manchmal schon?*«
Ich, beharrlich wortkarg: »*Hm-hmmm, manchmal schon ...*«
M., überzeugt-überzeugend: »*Ja, du hast wirklich eine gute Intuition.*«
Ich (beschließe mit Blick auf die Uhr, M.M. mehr Stoff zu geben): »*Also, die Situation ist so, dass ich seit Nine-Eleven kaum noch Geld in meinem früheren Beruf verdiene. Nun hab' ich in meiner neuen Wohnung einen idealen Unterrichtsraum und biete seit kurzem Yogaunterricht an.*«
M., hellsichtig: »*Du bist Yogalehrerin!*«
Ich, boshaft: »*Treffer!*«
M., bestärkend: »*Wunderbar! Ja! Ja, unterrichte!*«
Ich: »*Ja, hundert Prozent der Leute, die kommen, sind begeistert!*«
M., bestärkend: »*Siehst du!*«
Ich, naiv: »*Bis jetzt kommen aber nur drei, weil mir das Geld für Werbung fehlt. Was soll ich 'n da tuuun?*«

M., therapeutisch hinterhältig: »*Was könntest du denn tun?*«
Ich, rätselnd: »*Unterricht aufgeben und Zimmer vermieten?? Oder, ähm, Geschäftskredit aufnehmen???*«
M., entschieden: »*Ja.*«
Ich: »*?*«
M., fest: »*Beides.*«
Ich, verdutzt: »*Wie, ›beides‹?*«
M., geduldig: »*Du kannst beides tun. Zimmer vermieten. Oder Kredit aufnehmen.*«

(Pause)

M., sibyllinisch: »*Du stehst an einem Neuanfang ... Es liegt bei dir, was du daraus machst ... Aber eins möchte ich dir zu bedenken geben: ...* »
Ich, gespannt: »*Ja??*«
M.: »*... Wenn du einen Kredit aufnimmst, musst du später dafür Zinsen zahlen ... Du zahlst also mehr ... Ein Kredit ist teuer ...*«
Ich, frech: »*Aber um das zu wissen, muss man nicht hellsichtig sein, oder?*«
M., unbeirrt: »*Du musst Step by Step gehen.*«
Ich, beharrlich: »*Heißt konkret ... ?*«
M., kompetent: »*Du darfst nicht zuviel auf einmal wollen. Nicht zu weit vorausplanen. Nicht zu weit voraus wissen wollen.*«
Ich, beharrlich frech: »*Also, mich würde so wahnsinnig brennend interessieren, ob ich die Miete für den nächsten Monat zusammenkriege und wenn ja, wie. Oder ist das zu weit voraus?*«
M., beharrlich unbeirrt: »*Du darfst keine Angst haben. Du musst vertrauen! Angst ist unnötig. Angst ist falsch. Angst ist schädlich.*«
Ich, unbeirrt frech: »*Guter alter Rat!*«
M., unfassbar unbeirrt: »*Du musst dir immer sagen: ›Ich habe den Erfolg. Ich HABE den Erfolg. Wenn nicht jetzt, dann später!‹* «
Ich: »*Und wann?*«
M., hintergründig: »Es *wird klein und wird größer. Es wird wachsen. So oder so ...*«

(Längere Pause)

»... *Du musst es pflegen wie einen Baum. Nein, nicht wie einen Baum ... wie eine Blume. Du bist sehr vielseitig ... sehr spirituell*«.

(Längere Pause)

»... *Ich seh' da was ...... im Februar nächsten Jahres ...*«
Ich, aufrichtig gespannt: »Ja?? *Was denn??*«
M., hintergründig: »*Du musst deine Gaben nutzen – nutze sie! Nutze sie so wie sie gebraucht werden. Immer in dem Moment ... in dem sie gebraucht werden.*«

Auf meinem Notizzettel ist kein Platz mehr, und ich beschließe, Mikosch die letzten zwei Minuten zu schenken. Wahrscheinlich bekommt er sowieso nicht viel für dieses Gespräch.

Ich: »*Ja, dann, hmmm ... werde ich das mal, ähm, verarbeiten ...*«
M., samtpfotig: »*Freut mich, dass ich dir helfen konnte!*«

Ich habe es nicht übers Herz gebracht, die Exekutions-Tastenkombination zu drücken. Im Februar sehe ich nämlich auch was. Etwas sehr Schönes sogar ... da hat meine Tochter Geburtstag.

Und wahrscheinlich bekommt der arme Kerl nur ein paar müde Kröten pro Stunde, wohingegen sein Chef ...

Nach dieser Begebenheit fragte ich Frau Liba, woher sie eigentlich ihr Gottvertrauen nimmt und ob sie denn niemals an himmlischen Mächten zweifelt, die zulassen, dass so viel Schlechtes, Hässliches und Schreckliches geschieht – wobei Wellnepp in diesem Zusammenhang ja noch zu den kleinsten Übeln zählt.

»*Frrreilich*«, sagte Frau Liba, »*hab' ich manchmal schon auch g'habt meine Zweifel. Aber gibt es wirrrrklich Himmlische Mächte, und haben sie unbandige Humor! Errrzähl ich dir eine G'schicht, die wo mich hat endgiltig ieberzeigt.*

Einmal, wie is' g'standn mei' ganze Wohnung unter Wasser, weil war a Wasserrohrbruch, hab' ich 'betet wochenlang jedn Tag: ›Herrr, bin ich dabei, mein ganzer Glaube zu verliern. Und bittscheen, wenn eich da droben wirrrrklich gibt, schickt mir kleines Zeichen, damit ich wieder find' mei' Glaubn!‹

Und paar Wochn später, wo war wegn Wasserschadn noch immer furrrrchtbare Chaos ieberall, aber war sonnige Tag, denk' ich so fier mich: ›Machst mal wieder a Pause mit Putzen und Räumen‹; und sitz' ich und trink' a Tasse Kaffää, und fällt pletzlich Schatten ieber mir und brrrrummt was so laut, dass ich erschrick. Und schau' ich raus bei Fenster und seh' ich, steht rrrriesige EL-KA-WÄ drrraußen, und is' g'schriebn mit rrrriesige Lettern ieber ganze Länge: ›WOHNEN VON SEINER SCHÖNSTEN SEITE!‹ Und hab' ich naufg'schaut zu feichte Decke und g'sagt: ›Danke, Herrrr! Weiß ich ändlich wieder, dass eich gibt wirrrrklich.‹«

Inzwischen dürfte klar sein, warum ich *Selbermachen* so sehr favorisiere. Es ist übrigens einfacher als man denkt. Frau Liba sagt: »*Känntn mir alle leicht wahrsagen. Missn mir nur ährlich sprechen, was mir denken. Denn wer sagt Wahrrrrheit, is' Wahr-Sager. Aber traun mir sich nicht und sind mer zu feig'. Und krieg' mer auch meischtns kein Lohn fier solche Wahrrrsagung.*«

Eben deshalb verschmäht so manche Frau (Männer lassen sich ja ungern was von anderen sagen; sie sind auf diesem Gebiet auch vernünftiger) den klugen, kostenlosen Rat ihrer Freundin oder den Rat der Telefonseelsorge (der ebenfalls gratis und mitunter recht brauchbar ist), zahlt lieber einen Haufen Zaster, damit irgendwer irgendwann irgendwas Ersehntes für sie auguriert, und murmelt, wenn es sein muss, täglich und auch mit achtzig Lenzen noch beschwörend vor sich hin: »*Ich habe eine glückliche Beziehung. Ich HABE eine glückliche Beziehung. Wenn nicht jetzt, dann später.*«

Dass so viele Scharlatane und Nichtskönner ihre Dienste anbieten, ist kein besonderes Merkmal der Esoterik- oder Wahrsagerszene. Nieten gibt es in allen Branchen und Berufen und vor allem bei Hotlines. Deshalb sollte man, bevor man Geld ausgibt, zunächst stets die Selbermachvariante erwägen.

Zugegeben, vor Gericht ist *Selbermachen* nicht immer ratsam und in der Zahnheilkunde nachgerade unmöglich; und was das Haareschneiden angeht, so schreibe ich das auch nach der letzten und vor der nächsten Rechtschreibreform zusammen, möchte ich mich aber weder zur Reform noch zum Haareschneiden äußern. Beim Werkeln in Haus und Hof hat sich *auf eigene Faust* bereits millionenfach als weltmännisches *Do-it-yourself* bewährt, während Selbermachen auf dem Wellness-Sektor kaum verbreitet ist; obwohl es doch, wie gesagt, so einfach ist.

An einem Silvesterabend in meiner WG, bei Bratäpfeln und Feuerzangenbowle, haben wir uns, leicht beschwipst, unsere Horoskope fürs kommende Jahr mal selbst geschrieben. Nichts vom Vorausgesagten ist eingetroffen, aber wir hatten eine Mordsgaudi.

Weil ich simple Methoden mag, hat auch REIKI mein Interesse geweckt. Schon vor fünfzehn Jahren habe ich *Grad I* verhalten argwöhnisch ausprobiert und stellte fest: es wirkt. Es tut gut. Reiki ist Licht, Liebe, Energie, ist Nahrung für Körper, Seele und Geist. Was mir daran von Anfang an besonders gut gefallen hat, ist die Schlichtheit der Methode. Zwei Hände, Stille, ein Plätzchen auf einem weichen Teppich, eine warme Decke – mehr braucht man nicht dazu. Man muss noch nicht einmal die Kleider ablegen; ein Vorteil für Faule und Gschamige und bei Notfallbehandlungen in der Öffentlichkeit.

Und so absolvierte ich bald darauf auch *Grad II*, wieder mit kritischer Wachsamkeit, ging es diesmal doch um *Fernbehandlungen*. Und wieder musste ich feststellen: es funktioniert. Wie, weiß ich nicht, aber es funktioniert. Die positiven Wirkungen von Reiki berührten mich tief, die damals üblichen Preise für den *Meister-/Lehrertitel* hielt ich für völlig abgedreht, und so stieg ich erst zehn Jahre später und für einen fairen Wochenendpreis zur *Reiki-Lehrerin und -Meisterin* auf.

Was den Meistertitel angeht, so halte ich solche Zertifikate, anders als bei der Bäckerinnung, für problematisch, weil damit manchmal vor allem das Ego zertifiziert wird. Doch auch mit *Grad III* habe ich erstaunliche Erfahrungen gemacht.

Auf meine erste Reiki-Gruppenleitung wollte ich mich gründlich vorbereiten und gab, als ich online am PC saß, das Stichwort *Reiki* ein. Ei, was es da nicht alles gab! Es gab fast alles, was ich eingab. Das Interessanteste war *Zen-Reiki*, denn dabei geht es um Selbsteinweihung, also um kostenfreies Selbermachen. *Reiki-Rebirthing* habe ich nicht gefunden. Dafür aber, halt dich fest:

Karma-Reiki, Karuna-Reiki, Violet Flame Reiki, Meridian-Reiki, Tera-Mai-Reiki, Lightarian Reiki, Seichem-Reiki und Isis-Seichem-Reiki, Satori Reiki, Ra-Shaaba-Reiki, Wohlfühl-Reiki, Celtic Reiki, Entspannungs-Reiki, das multidimensionale Heilungs-System Shamballa Reiki, Aura-Reiki, Chakra-, Tantra-, Mantra-Reiki, Pastlife-Reiki, Kundalini-Reiki, Tier-Reiki, Engel-Reiki, Schamanen-Reiki, Luna-Reiki, Holistic Reiki, Golden-Triangel-Reiki, Hara-Reiki, Ayurveda-Reiki und Licht-Reiki sowie Power-Reiki, was beides soviel heißt wie *Reiki-Reiki*.

Frei sind noch die Begriffe *Sonnen-Reiki, Elemente-Reiki, Hexen-Reiki, Runen-Reiki und Unsterblichkeits-Reiki*; jedenfalls waren sie noch frei, als das Buch in Druck ging. Beeil dich, bevor sie weg sind!

Die umgekehrte Eingabe (*Reiki* und ein beliebiges Stichwort) war weniger ergiebig. Immerhin fand ich – n*eben Reiki-Meditation, Reiki-Farbmeditation* und *Reiki-Therapie* – auch den *Reiki-Reflex* und die *Reiki-Erleuchtung*. Und logischerweise *Reiki-Grade* und *Reiki-Richtungen*.

Dass es inzwischen viele *Reiki-Richtungen* gibt, ist nichts Besonderes, denn bei jeder neuen oder neu ausgegrabenen Methode kommt es unter den AnhängerInnen alsbald zu Zwistigkeiten, gefolgt von der Etablierung mindestens zweier Methoden-Linien.

Neu war mir allerdings, dass Reiki jetzt nicht mehr nur in drei, sondern auch schon mal in sieben Graden vermittelt wird. (Wobei *fünfter Lichtgrad* doch mindestens um sieben Grade besser klingt als *zweiter Grad*.) Es gibt Reiki-Lehrer, praktizierende Reiki-Meister und lehrende Reiki-Meister. (Ich fand sogar einen *Gay Reiki Master*, und das war kein Link zu einer unanständigen Seite, sondern unzweifelhaft seriös gemeint). Beim *Sieben-Grad-Reiki* gibt es auch *Reiki-Großmeister*. Ich warte auf die Urgroßmeister.

Die Preise für die verschiedenen Reiki-Behandlungen und -Grade werden auf den Websites der einzelnen AnbieterInnen fast immer diskret verschwiegen. Und kostenloses Zen-Reiki ist nicht gern gesehen, denn auch ReikimeisterInnen leben nur selten von Lichtnahrung und müssen was zu essen kaufen, wofür man meist Geld benötigt. Deshalb stehen auf den Internetseiten auch die Türen zu diversen *Reiki-Shops* einladend weit offen. Zu kaufen gibt es in den Online-Einkaufsläden *Reiki-Musik, Reiki-Shirts, Reiki-Symbole, Reiki-Bücher, Reiki-Postkarten, Reiki-Duftstäbchen* und noch allerlei mehr.

Übrigens tippte ich auch, versuchsweise, das Stichwort *Einfach-Reiki* ein. Und fand: »*Wer mehr darüber wissen möchte, kann auch in Suchmaschinen einfach Reiki eingeben und erhält eine Fülle von Informationen hierzu.*«

Nun ja. Im Gegensatz zu Licht-Reiki ist Schlicht-Reiki, wirtschaftlich gesehen, eben völlig uninteressant.

Was die Reiki-Wirkungen angeht, so habe ich sie in eigenen kleinen illegalen Reiki-Experimenten überprüft. Bei einem Fernreiki-Austausch hat meine Partnerin das Ausbleiben der angekündigten Licht-, Liebe- und Energiesendung moniert, was mich dann doch sehr beeindruckt hat, denn ich hatte

– klammheimlich und zu Testzwecken – tatsächlich gar nichts gesendet. Zugegeben, das war nicht nett. Aber ich wollte wissen, wie viel Phantasie im Spiel ist. Ich habe die versprochene Portion Reiki nachgeliefert und die Empfängerin hat über das Eingeständnis meines Einfachblindversuchs gelacht.

Fazit: Ich gebe gern Reiki, ich bekomme gern Reiki, ich möchte Reiki nicht missen. Ich mag Reiki. Kinder und Katzen, von Natur aus wenig bestechlich, mögen Reiki auch. Reiki ist eine ehrfurchtgebietender Kraft. Aber es ist nicht alles Gold, was auf dem Esomarkt so glänzend verkauft wird.

Und man kann es auch ganz anders sehen. Ganz einfach. Frau Liba sagt dazu: *»Brrrrauch ich nix Reiki-Einweihungen! Hab' ich Krrrrraft auch so! Sage ich zu liebe Gott: ›Herr, schick mir Krrrrraft in meine Hände!‹ – und ER schickt.«*

IV. WELLNESSTRANK und WELLDIÄT

... und ein bisschen Lichtnahrung

Wenn von Wellness die Rede ist, darf man die Gesundheits- und Schlankheits-Diäten nicht vergessen, die Lebelänger-Medikamente, vitaminangereicherten isotonischen Kraftgetränke, vitalisierenden Nahrungsergänzungsmittel und all das andere, was wir uns einverleiben oder einverleiben sollen.

Viel Lustiges fällt mir zu dem Thema nicht ein. Die Qualität unserer Lebensmittel nimmt rapide ab, Produkte der konventionellen Nahrungsmittelindustrie sind oft nur hinterlistig aromatisierter Dreck, und wer sich Besseres leisten kann, sollte es tun.

Vitaminzufuhr kann sinnvoll sein, nicht selten jedoch enthalten die bunten Pülverchen und Püppchen (sofern sie außer Farben und Aromen überhaupt etwas enthalten) neben gesundheitsfördernden auch gesundheitsschädliche Stoffe. Ich selbst habe schon vor der Erfindung der Flugs-Glück-Diät mit Trenn- und Rohkost, Makrobiotik und Ernährung nach den fünf Elementen experimentiert, mit Saftfasten, Bircher-Benner-Müsli, F.X.-Mayr- und Weizengel-Kuren (Rechtschreibprüfung schlägt vor: »Weizengeilkuren«, aber davon kann nicht die Rede sein), mit Appetitzüglern und mit den Selbstmordrezepten der Eiweißdiät nach Dr. Duweißtschonwer.

Mein Unterscheidungsvermögen ist geschult. Ich habe die segensreichen Wirkungen der Symbioselenkung und der Dr. Hulda Clark Anti-Parasitenkur am eigenen Leib erfahren, verputze aber immer noch gern Zupftorte. Gewichtsprobleme kenne ich nicht, Ess-Störungen oder Essstörungen habe ich gleichwohl kennengelernt, wie (der Statistik zufolge) du wahrscheinlich ja auch.

Viele Frauen scheinen ein dickes und ein dünnes Ich in sich zu tragen, zwischen denen sie verzweifelt hin- und herwechseln. Könnte das was zu tun haben mit der Mondin, die mal gemütlichdick wie eine bayrische Kräuterfrau auf der Wolkenbank hockt und dann wieder anorektisch dürr über den Himmel schwebt?

Könnte es sein, dass wir Dünnsüchtigen uns wieder auf unsere alten Freundschaftsbande mit *LA LUNA* besinnen sollten, diesem magisch-magnetischen Sehnsuchtsgestirn, das seit Urzeiten unseren Zyklus bestimmt (und unsere Launen, denn die sind, zumindest etymologisch, mit Frau Luna verwandt)?

Würden wir womöglich nicht mehr so manischpanisch zwischen Bohnenstangen- und Wurstpellengefühl hin- und hergeschleudert, wenn wir einsähen, dass das Üppige und das Zarte, das Strahlende und das Dunkle, das Offenkundige und das Verschleierte, das Zunehmende und das Abnehmende in uns sind, oder dass wir selbst all das sind, weil es weiblich ist?

Frau Liba, als ich ihr diese Überlegungen vortrug, stimmte mir zu. »*No!*«, sagte sie. »*Isch gräßte Bleedsinn Margarine wo heißt ›DU DARFSCH‹! Weil, dirfen mir Weiber vor allem eins: dirfen mir sein WEIBLICH! Aber wird Weiblichkeit sistemattisch unterdrickt, und gibt's drum, wenn du schaust in Kaufheiser, auch keine wallende Röck' mehr zu kaufn und keine hibschn Kleider, nur mehr schmalhiftige Hifthosen, die wo passen nur magersichtige Tiineitscher.*«

Solange der größte Teil der Menschheit hungert (oder verhungert) und solange selbst im reichen München Hunderte von Kindern nicht mal eine warme Mahlzeit pro Tag haben, scheint der Schlankheitswahn ein beschämendes Phänomen; doch dieses Phänomen ist vielschichtig – und so sehr die Norm, dass, als ich mal mit einer abnehmwütigen Frau zusammenwohnte, mir ernste Bedenken erst kamen, als sie bei sieben verschiedenen Diäten pro Tag angekommen war und sich freiwillig in eine Klinik begab.

Wenn man sich im Dickicht der Wellness-Oralprodukte zu verlieren droht, so gibt es einen Erste-Hilfe-Spruch. Er lautet: »*Was wächst, iss. Was nicht wächst, iss nicht.*« Doch dieses Leitmotiv lässt viele Probleme unberücksichtigt. »*Orangensaft ist gesund!*«?

Das gilt bestenfalls für diejenigen, die ihn genießen, nicht aber für die Sklaven im Vorschulalter, die auf den Orangenplantagen schuften; und der Fernsehspot vom O-Saft trinkenden Rotbäckchen auf dieser Seite des Globus übertüncht nur geschickt das Elend auf der anderen Seite der Hemisphäre.

Selbst der *BIO*-Aufkleber, der ja durchaus eine gewisse Garantie für weniger Schad- und mehr Vitalstoffe bietet, verheißt, solange die Etiketten für *Regionalprodukte* und *Fairen Handel* fehlen, Gesundheitsförderung nur für die Konsumentenseite.
(So man sich »Bio« denn überhaupt leisten kann.)

Alles ziemlich kompliziert. Wäre es einfacher und besser, wenn wir von Luft und Liebe leben könnten? Manche Menschen können es, zumindest zeitweise; ich vergesse das Essen, wenn ich verliebt bin oder die Schreibwut mich packt; die Heilige Resl von Konnersreuth soll (außer der geweihten Hostie bei der Kommunion) vierzig Jahre lang gar nichts zu sich genommen haben.

Doch diejenigen, die neuerdings behaupten, sich ausschließlich von *Licht* ernähren zu können (und allenfalls hin und wieder ein Stückchen Schokolade gegen die Langeweile zu naschen), sehen sich nicht in Resls Nachfolge. Gewiss, ein Weilchen Nichtessen dürfte vielen Leuten hierzulande kaum schaden; Nichts*trinken* jedoch (als Bestandteil des sogenannten *Lichtnahrungsprozesses*) ist im Allgemeinen nicht bekömmlich und ein Normalmensch kann damit sein Leben aufs Spiel setzen.

Wie auch immer, weitaus besser und gesünder als von Lichtnahrung lässt es sich vom Verkauf einschlägiger Bücher und Kurse leben. Ich möchte nicht missverstanden werden: Ja, es gibt zahlreiche kluge Bücher über Lebensmittel (und die Machenschaften der Nahrungsmittelindustrie). Ja, es ist gemein, Tiere zu essen (selbst wenn man sie zuvor nicht gestreichelt hat), und Massentierhaltung und -tötung sind grausam.

Nein, ich will dich nicht davon abhalten, deine Kartoffeln auszupendeln. Und, ja, ein Dank-Gedanke vor dem Essen wäre mehr als angemessen. Aber Fanatismus ist womöglich schlimmer als die Tatsache, dass du beim Duft von Kirmesbratwurst gute Laune bekommst. Denn das Beste zu wollen, heißt nicht immer, das Gute zu tun. Die Energie folgt nicht immer der Absicht, und die beste Absicht zeitigt nicht unbedingt die besten Ergebnisse. Traurig, aber wahr. Trotz chronischen Geldmangels hat eine meiner Freundinnen ihren Sohn ausschließlich mit erntefrischen Möhrchen und Leckerbissen aus dem Naturkostladen gefüttert. Erwartungsgemäß ist der Kleine zu einem stattlichen Mannsbild herangewachsen. Neulich hat er seiner Mutter eröffnet, er ginge jetzt in Therapie, weil er ein »Öko-Trauma« hätte. Das Leben ist ungerecht.

»*No*«, sagt Frau Liba, »*warrrum missen wir auch immer so pärrrr-fäkt sein wolln? Schau: ernähr' ich mich auch ›Bio‹, weil hab' ich mich vorg'nommen: stirb' ich gesund! Aber missen mir sich nicht varrickt machn däswägen. Hauptsach', du kaufsch kein Wellness-Quarrrk fier hundert Ääro!*«

V. WELLNESS für das HÖHERE SELBST

Meditation, Achtsamkeit . . . und ein bisschen Wachsamkeit

Für bundesdeutsche PolitikerInnen vermutlich unvorstellbar: In Island gibt es eine offizielle Feen-Beauftragte. Stellt sie fest, dass der Bau einer geplanten Straße ein vom *Kleinen Volk* bewohntes Gebiet beeinträchtigen würde, so hat sie ein Vetorecht und damit die Macht, das Bauvorhaben zu verhindern.

In einer Stadt in Irland, so hörte ich, steht auf der Hauptstraße, zwischen Nr. 82 und Nr. 86, ein Felsen mit der Hausnummer 84 – dort leben Feen. Was also hierzulande suspekt erscheint, gilt anderswo auf diesem kunterbunten Planeten als selbstverständlich. Und so, während Tausende von Gläubigen sich in die Fluten des Ganges stürzen ohne daran zu erkranken, reiten andernorts wildgewordene Sektenjäger ihr altes inquisitorisches Steckenpferd und warnen vor einem Putsch suspekter *Sekten*. Für diese gibt es zwar keine juristische Definition, aber was nicht Amtskirche ist, ist grundsätzlich verdächtig.

»*In-Sekten? Nein Danke!*« ... so las man es vor Jahren auf einem Werbezettel der religiösen Kammerjäger einer großen Partei. Ich erinnere mich auch an das Bild dazu: eine Fliegenpatsche, die ein Insekt erschlägt. Wer da nicht Furcht bekommt, hat nichts begriffen. (Und das heißt nicht, dass man missionierenden Missionaren Gehör schenken müsste oder auch nur die Tür öffnen.)

Gewiss, wo viel Licht, da viel Schatten, wo viele Verzweifelte, da viele Heilsbringer, wo viele Heilsbringer, da viele Hochstapler. Doch gerade die echten Gurus geben uns harte Nüsse zu knacken. Buddha-Statuen verkaufen sich heutzutage wie warme Semmeln, doch ob Frau und Eltern des – noch unerleuchteten – Prinzen Siddharta so begeistert waren, als sie eines Morgens feststellten, dass der Gemahl stiften gegangen, der Sohn über Nacht verschwunden war? (Man stelle sich vor, Prinz Haakon ließe Mette Marit samt Kindern sitzen, um als Bettelmönch durch die Straßen zu ziehen!) Und Jesus? Sieht der nicht aus wie ein arbeitsloser Hippie? »*Täten die ARGEN unsere Herrr Jäsus heitzutags aufbrummen Bäwärbungsträning und ein-Ääro-Dschobb!*«, sagt Frau Liba dazu. Und wie ist es mit dir? Weißt du, wer der Bettler ist, der da neulich vor deiner Haustür saß?

Das Thema ist heikler als *Wimpernauffüllung*. Packen wir es trotzdem an.

Wenn die vermeintlichen Sicherheiten schwinden, greift der Mensch gern nach einem Strohhalm. Beispielsweise zum

Gebet. Oder zur Meditation, die inzwischen schon in jeder Kirche angeboten wird. Und da Buddha, Jesus, der Dalai Lama und ... (bitte selbst vervollständigen) eindeutig besser aussehen als so mancher Staats- und Bankchef, fragen sich mehr und mehr Menschen, ob nicht doch was dran sein könnte an der Meditation. Außerdem muss man ja sowieso was für sich tun. Oder etwa nicht?

»*Du musst was für dich tun!*« Diese Aufforderung bekommen wir oft dann zu hören, wenn ein akuter Liebeskummer uns lähmt oder wir einfach nur faul rumschlenzen wollen. Da heißt es dann: »*Tu was für dich! Geh zum Friseur! Schreib dich für einen Tanzkurs ein! Besuche ein Seminar für Zeitmanagement! Verfolge den Dax! Schließ einen Vertrag mit dem Fitness-Studio ab! Du musst endlich mal irgendwas für dich tun!!!*« Dabei liegt die Betonung gleichermaßen gewalttätig auf *MÜSSEN und TUN;* »*für dich*« ist nur ein Füllsel; und so lässt sich die ganze Aufforderung leicht reduzieren auf: *Du musst was TUN!*

Warum eigentlich?

Der zweite, unausgesprochene Teil des Satzes lautet: »*... (denn) Du musst besser werden! Oder: fitter! fröhlicher! flotter! schlanker! aktiver! attraktiver! Oder: Es muss besser werden! Oder: Es muss doch irgendwann oder endlich einmal besser werden! Oder: leichter! schöner! liebevoller!*«... mit einem Wort: *A N D E R S* !

Also tu was, egal was; und wenn du schon sonst nichts tust, dann meditiere wenigstens! Ein Widerspruch, der im lauten Werbegetöse kaum auffällt.

»*Sitting silently, doing nothing, spring comes, and the grass grows by itself*«* ... die alte Zen-Weisheit beschreibt, worum es bei Meditation geht, ums LASSEN. Sehr weise; denn global gesehen richtet das TUN ja weitaus mehr Unheil an als das LASSEN. Warum also werden wir ständig aufgefordert, etwas zu TUN?

Ganz einfach: An deinem Nichtstun kann niemand verdienen.

Außer ... es spielt sich in einem (für dich) teuren Ambiente ab, zum Beispiel in des millionenschweren Obermackers superteurem Wellnesstempel. (Die Obermackerin ist hier die Ausnahme – und das Wort Wellnesstempel ein perverses Wort; so pervers wie der Tanz ums Goldene Kalb.)

---

* »Still sitzen, nichts tun, der Frühling kommt, und das Gras wächst von allein.«

Um den zahlreichen WellnePP-Fallstricken zu entgehen, gibt es ein paar einfache Regeln, die für die Wohlfühlbranche genauso brauchbar sind wie für den spirituellen Weg. Hier sind sie (auch wenn ich daraus TEIL III machen könnte: »Der Weg durchs Wellness-Dickicht«).

Regel Nummer eins: Wenn Facebuilding, Lehmpackungen oder Ölmassagen dich nicht reizen: steh dazu. Wenn du nicht an Gurus oder Meditation interessiert bist: steh dazu; widme dich dem Unkrautjäten, Esperanto-Lernen oder Nichtstun und verschwende weder deine Zeit noch die des Gurus, denn wenn er echt ist, ist sie kostbar. Mit anderen Worten, tu was immer du tun willst (besser noch: lass was immer du lassen willst), egal was andere sagen.

Regel Nummer zwei lautet: Wenn jemand dich für bestimmte Individuen, bestimmte Gruppen oder bestimmte Inhalte gewinnen will und dabei aufdringlich wird: Vorsicht! Keine Marktfrau wirft mit Bananen nach dir, damit du sie kaufst.

Regel Nummer drei gilt nicht nur für Glaubensgemeinschaften, sondern generell für Wellnessangebote, Arbeitsverhältnisse, Mietverträge und Eheschließungen, und sie besagt: Wenn egalwer dich zu wurschtwas bindend verpflichten will, womöglich gar schriftlich: Augen auf! Das Kleingedruckte lesen!

Und noch eine Warnung: Sollte jemand dir weismachen wollen, dass Meditation das Leben leichter macht, glaub es nicht. Wäre es so, würden alle schon längst meditieren. Echte Spiritualität macht das Leben nicht einfacher, aber sie *ist* einfach; unattraktiv einfach.

Ein Zen-Schüler bat seinen Meister, ihm den Weg zur Erleuchtung zu zeigen. Der Meister fragte: »*Hast du gefrühstückt?*« Der Schüler bejahte. Der Meister antwortete: »*Dann geh und wasch die Ess-Schale aus.*«

Einfach unattraktiv.

... Da ist so ein Asteroiden-Channeling doch viel spannender, auch wenn es locker ein paar tausend Euro kostet ...

VI. WELLNESS für KARRIERE und GELDBEUTEL

Ein Coaching – und etwas Wahres
Ein Geldseminar – und trotzdem nichts Bares

Das mit dem Einzelcoaching kam so: Vor einigen Jahren schrieb ich an Heiligabend abends um sechs noch an einer TV-Kriegs-Doku, die am ersten Weihnachtsfeiertag fertig werden musste, weil der Sendetermin schon stand und weil die Januarmiete ... Da wurde mir endgültig klar: so konnte es nicht weitergehen. Ich habe nichts gegen Arbeit an Sonn- und Feiertagen. Ich stecke Arbeitszeiten locker weg, die normale Werktätige zu einem Generalstreik bewegen würden; aber eine Dauer-Maloche, die noch nicht einmal am Weihnachtsabend unterbrochen werden kann, weil die Januarmiete ..., ist unmenschlich.

Ich suchte nach Alternativen, Perspektiven und nach einem Gegenüber, das mir bei dieser Suche helfen könnte. Und so habe ich mir bald darauf ein Frauencoaching angedeihen lassen, was freilich recht kostspielig war, jedoch auch erhellend.

Nachdem die Coach (flott, *taff* und vermutlich hochverschuldet) mir zwei Sitzungen lang mehrere hochinteressante, aber relativ wirkungslose Ego-Stärkungs- und Aufplustertechniken* hatte angedeihen lassen, wollte sie mir nach entsprechendem mentalen *Briefing* in der fünfzehnten Minute der dritten Sechzigminutensitzung à hundertfünfzig Euro meine *Zukunftsvision* entlocken.

Die kam blitzartig, klar und eindeutig, und hieß: *Ausruhen.*

Alle darauf folgenden höchst professionellen Versuche, unter diesem »*durchaus verständlichen Wunsch, der aber doch aber unmöglich Ihr letztes und höchstes Lebensziel sein kann*« vorzeigbarere Pläne auszugraben, schlugen fehl. Kein Wunsch außer diesem, keine andere Sehnsucht, keine hehrere Vision, kein höheres Ziel und kein verlockenderer Traum war irgend einem bewussten oder unbewussten Teil meiner selbst zu entlocken, und auch die Befragung meiner inneren und innersten Stimmen zu einem späteren Zeitpunkt in anderem Ambiente brachte kein besseres Ergebnis.

Ich wollte ausruhen, und das war ein tröstliches Zeichen eines letzten Minimalrestes normaler Reaktionsfähigkeit.

---

* Dass ich eine Frau bin, viel weiß, viel kann, viel gelernt, viel geleistet habe – ich weiß es. Dass ich stark bin, ich weiß es. Dass ich stolz auf mich sein kann, ich weiß es. Ich bin es. Nur ändert das nichts an der Tatsache, dass das Honorar – mein Honorar! – von weiteren zehn Folgen »*Bissige Haie*«, als ich dies niederschrieb, noch immer nicht auf meinem Konto eingegangen war.

Eine wachstumswillige Frau ist oft vom Sparstrumpfschrumpf bedroht. Also, was liegt näher, als sich auch finanzkarrieremäßig weiterzubilden? Das eingangs schon erwähnte Geldseminar war sündteuer. Dass ich meine Tochter dazu eingeladen habe, in der Absicht, ihr andere Geldmuster angedeihen zu lassen (ich meine bessere als meine), machte es nicht billiger. Die Gehirn- und Geldbeutelwäsche dauerte einen Tag. Fairerweise muss ich zugeben, dass bis zum Mittagessen Gelegenheit bestanden hätte, zu gehen und den gesalzenen Eintrittspreis zurückzuverlangen. Ich könnte mich noch jetzt ohrfeigen.

Spot an, der hochberühmte Supercoach (der inzwischen längst pleite ist und getürmt oder im Knast) springt auf die Bühne, Applaus, pompöstriumphale Fanfaren (vom Band), große Show, viel Blabla, ich denke: »*Die konkreten Infos werden schon noch kommen*«, kommen aber nicht, werden für den Folgekurs versprochen; beziehungsweise für den Folgekurs des Folgekurses; vorab wird uns wirtschaftlichen AnalphabetInnen und finanziell Minderbemittelten Basiswissen eingepaukt. Ein paar Lektionen über Positives Denken. Ein paar Anekdötchen aus dem Leben des Erfolgreichen. Infos werden verteilt, ein fetter Aktenordner mit *Arbeitsmaterial,* Versatzstücke aus dem neuesten Buch des Geldgenies (Teil III), mehr Blabla, weitere Anekdötchen, noch mehr Affirmationen. Und Zettel, die *bitte von allen hier im Saal ausgefüllt werden, und zwar JETZT!, Muster:*

»Wollen Sie reich sein? Dann kreuzen Sie entschlossen ›JA‹ an! ... Jetzt!!« ... »Jaaaaaaa!!!«

Abends, daheim, sagte meine Tochter: »*Danke, Mama. Wieder was abgehakt; was der da verzapft hat, das hab' ich in Amerika bei Young Women's auch schon gehört; aber da war's wenigstens umsonst.*«

Ich schwieg. Ich sagte nicht, was ich dachte: Umsonst war auch dieser Tag gewesen. Nur nicht gratis. Ich habe mich wortlos in mein Zimmer verzogen. Und mich geohrfeigt.

Es half auch nicht viel, später Trost bei Frau Liba zu suchen. »*No*«, sagte sie streng, »*hascht auch verdient a Maulschelle, wozu brauchsch ieberhaupt den Quark? Schließlich, rrreich bisch eh' schon! Denn, schließlich, rrrreich sind wir alle: rrrreich an Geld, an Rrrrheuma oder an Errrrfahrrrungen.*«

Ich schwöre, ich habe nichts unversucht gelassen, um den Geist in der Münze gnädig zu stimmen. Nachdem ich auf meiner Bank die Frage nach Sicherheiten wahrheitsgemäß mit *»ein Kind und ein Klavier«* beantwortet hatte, wurde mir der Dispo gestrichen. Das gab den Impuls, die Bank zu wechseln und mich intensiv mit dem schnöden Mammon zu befassen.

Ich ließ mir von einer Finanzberaterin detailliert erklären, wie ich meine Ersparnisse am besten, sichersten und gewinnbringendsten anlegen könnte. Könnte. Wenn ich hätte.

Ich habe teure und sehr teure Geld-Bewusstseinsbücher gelesen, mich vor jedem Hundertmarkschein, den ich erhielt, verbeugt, habe jede Münze, die ich ausgab, zum Abschied geküsst und leise flüsternd eingeladen, bald wiederzukommen und ihre kleinen und großen Brüder und Schwestern mitzubringen, insbesondere die im papierenen Raschelröckchen ...

Ich habe mir (vorrangig zwecks theoretischer Fortbildung) den DAX erklären lassen und monatelang die Aktienkurse verfolgt. Einmal habe ich sogar in einen Fonds investiert und dabei nur fünfhundert Mark verloren. (Ich hatte aber auch nur achthundert eingezahlt.)

Ich hätte im Knast landen können, weil ich von einem geliehenen Tausendmarkschein (ach ja, die gute alte Mark!) eine Kopie in DIN A3 angefertigt und zu Beschwörungszwecken über meinen Schreibtisch gehängt hatte. Dort hing sie, bis mir jemand klar machte, dass diese geldbewusstseins-stärkende Aktion den Straftatbestand der Geldfälscherei erfüllte.

Während vieler Nächte habe ich mich per Endloseinstellung von Musikkassetten mit garantiert unterlegten, akustisch versteckten (also nicht hörbaren und deshalb besonders wirksamen) *Reichtumsbotschaften* subliminal beschallen lassen. (Nebenbei bemerkt, sind diese Audio-Affirmations-Tapes inzwischen so unauffindbar wie meine heißgeliebten Hirnmaschinen.)

Ich habe die *Finanzwelt* gelesen. Versuchsweise.

Monatelang, täglich, habe ich die *NOT*-Rune gestellt, dazu meinen leeren Geldbeutel geschüttelt und aus Leibeskräften *NOOOOOOOOT* geschrieen – und in dieser Zeit wirklich einmal fünf Mark im Lotto gewonnen.

Ich habe den höchsten Monatslohn meines ganzen Lebens (sechzehntausend nostalgische D-Mark für sechsundzwanzig aufeinanderfolgende 16-Stunden-Tage) in bar (nicht schwarz) entgegengenommen, und bin damit, nur zu Trainingszwecken, per pedes und mit insgesamt drei Verkehrsmitteln quer durch die Stadt zu meiner Bank geeilt, um das präpotente Soll auf meinem Konto in ein bescheidenes Haben zu verwandeln. Anschließend habe ich vier Wochen lang an Paranoia gelitten.

Nachdem ich gelesen hatte, dass man bei Banken *Selbstbewusstsein* zeigen und stets den *Chef* verlangen muss, habe ich den *Chef* verlangt, und er kam. (Meine langjährige herzensgute Bankfrau hat mir hinter seinem Rücken einen Vogel gezeigt.) (Und es später dann doch noch geschafft, mir den dringend benötigten *Kredit* zuzuschanzen.) (*Obwohl der Chef dabei gewesen war.*)

Auf die Frage »*Warum sollen Frauen Zauber wirken?*« hat die amerikanische Hexe Szuszanna Budapest einmal geantwortet: »*Warum nicht? Alles andere wurde bereits versucht!*« Einleuchtend. Und so habe ich zur Wendung meines Schicksals aufwendige Geldzauber-Rituale vollzogen. Und bin regelmäßig dabei eingenickt, vermutlich, weil Schlafen der Inbegriff von Luxus für mich war.

Als ich dann hörte, dass im bayerischen Biergarten wie in der westfälischen Eckkneipe jedes Bierchen und jede *Mass* 30 Prozent Zinsanteil im teuren Schaum hat, dass du und ich mit einem Großteil unserer Mietzahlungen die Hauseigentümerkreditzinsen begleichen helfen, und dass 356 Familien (oder waren es 365?) auf diesem nicht ganz runden Globus die Hälfte des gesamten Weltvermögens besitzen, fragte ich Frau Liba. Und nachdem sie mir die Grundzüge der Zinswirtschaft dargelegt hatte, begann ich zu verstehen, warum selbst die besten Geldzaubereien nur begrenzte Wirkung entfalten können.

»*Ställ dir vor*«, erklärte sie mir, »*da is' a grrroße Straßenkreizung; und da setzn sich mitten darauf pletzlich a Haufn Leit'. No? Käm' ganze Verkehr zum Stocken, weil tätn sie alles blockiern. Aber sind mer ja ang'wiesn auf fließende Verkehr. Und drum tät' ma fragn Blockierer: ›No, wie viel solln mer eich zahln, damit ihr uns lasst weiterfahrn?‹ – Weisch, das is' Logik von Zins-Sischteem. Und werdn die Reichen immer rrreicher dabei und die Arme immer ärmer. Und wenn alle sagn, dass Zinswirrrtschaft is' normal, sag' ich: ›Normal? Kännte sein. Aber unnatierlich wie a gschtopfte Gans!‹* «

Ich hätte dieses Kapitel lieber weggelassen. Geld ist nicht eben mein Spezialgebiet. Aber ohne Geld kein Wellnessurlaub; nicht mal der klitzekleinste; das weißt du so gut wie ich. Und glaubst du wirklich, dass es den richtig großen Wellnessmachern (ich rede nicht von deiner Kosmetikerin, die selbst wegen ihrer hohen Mietzahlungen kaum über die Runden kommt!) oder gar den WellnePPmachern und -mackern um dein Wohlbefinden geht?

Wach auf! Es geht um Kohle!
Um ungeheuer viel Kohle.

VII. WELLNESSURLAUB

Matriarchales, Romantisches ... und ein bisschen Sonderbares

Indem ich dieses Kapitel schrieb, habe ich endgültig jede Chance verspielt, bei einem Frauenbuchverlag zu landen. Trotzdem, ich konnte es nicht einfach unter den Tisch fallen lassen. Ich fasse mich so kurz wie möglich. Wie schon erwähnt, habe ich mit einer geomantisch orientierten Gruppe von insgesamt dreizehn Frauen (woraus InsiderInnen sofort die richtigen Schlüsse ziehen*) Kulthöhlen in Frankreich besucht und trotz der magischen Höhlen inständig gebetet, dass das Matriarchat nie wiederkehren möge.**

Die Gründe dafür lassen sich nicht in zwei Worte fassen.

a) Die außersinnliche Erfahrungssuche ging mir etwas zu weit. Eine Frau setzte sich längere Zeit auf einen *Fruchtbarkeitsstein*, in der ernsten Hoffnung auf eine parthenogenetisch gezeugte Steintochter, die sich ihrerseits in ferner Zukunft wiederum zu gegebener Zeit zu dem Wunderkiesel begeben würde ...

Dagegen vermisste ich b) ein wenig irdische Achtsamkeit. Beispiel: Die einzigen, die pünktlich zu den Frauenpowerübungen im nebligkalten Morgengrauen erschienen, waren Gruppenleitung (Frauenpaar), Orlanda und ich, was mich schon ein bisschen gestört hat. Orlanda war ein Hund, pardon, eine Hündin, und sie jaulte bei jedem gemeinschaftlichen Essen laut auf, weil sich wieder mal eine Frau samt Campingstuhl auf eine ihrer Extremitäten gesetzt hatte. (Und auf ihren armen Schwanz; aber das Wort ist mir in diesem Kontext zu heikel, also lasse ich das besser unerwähnt.)

Und dann war da c) das Vernetzungsritual am vorletzten Tag. Ich wollte aus- und nachdrücklich nicht vernetzt werden (aus Gründen, die darzulegen ein Buch für sich füllen würde) und hatte mich, hundert Meter entfernt von der munteren Gruppe, in eine stille Waldlichtung verzogen, wo ich frohen Herzens lag und dem Spiel der Wolken zusah. Plötzlich bewegte sich mein Rucksack, den ich mir als Kopfstütze untergelegt hatte.

Eine Frau hatte sich leise von hinten angeschlichen und bereits einen roten Wollfaden unter den Schulterriemen meines

---

* Ich habe nichts gegen Hexen. Im Gegenteil. Ich habe nur etwas gegen die Hexen*szene*. Ich habe generell was gegen »Szene«.

** ... falls das so gewesen sein sollte wie mein Aufenthalt auf dem Campingplatz in Südfrankreich, bei dem mir, nebenbei erwähnt, Handy und Taschenlampe geklaut wurden; allerdings nicht von Frauen, sondern von halbstarken Campingplatzbesuchern männlichen Geschlechts.

Wanderbündels hindurchgefädelt, und sie setzte eben an, ihn auch noch an meinem Gürtel festzunesteln, um mich so vollends einzuspinnen. Nur durch heftige Gegenwehr unter Äußerung einiger Verbalinjurien gelang es mir, mich mit flinken Griffen wieder zu entnetzen, und zwar ohne den Faden zu zerreißen, was ich ausgesprochen rücksichtsvoll von mir fand. Später kamen dann alle mit kleinen roten Wollresten um Hals, Haar und Taille wieder aus dem Wald. Orlanda trug sie am Halsband.

d) Warum wollen Frauen immerzu zwanghaft Zärtlichkeiten austauschen, ganz besonders dann, wenn das Gegenüber kommunikationsgestört ist, sich wenig zugänglich zeigt oder einfach nur das Alleinsein genießt? Während dieser zehn Tage, von denen es – dem Himmel sei Dank! – nur an zwei Tagen geregnet hat, war ich ständig auf der Flucht vor unerbetenen Zärtlichkeiten. Ich wollte einfach nur mal vor mich hinträumen können, ohne gefragt zu werden, was ich dächte, ob ich wohlauf sei, ob ich wirklich wohlauf sei, und falls doch vielleicht nein, ob und wie frau mir helfen könne.

Auf jenem Campingplatz, in jener klaren Sommervollmondnacht, verwandelte ich mich nicht in einen Werwolf, aber in einen Mann. Jählings verstand ich sämtliche vielbeklagten und -kritisierten männlichen Rückzugs-, Flucht-, Einigelungs- und Mauer-Tendenzen. Unterm nächtlichen Sternenzelt bat ich sämtliche Ex- und Ex-ex-Männer meines Lebens (und all meiner etwaigen Vorleben) um Vergebung; denn, was immer sie mir angetan haben mögen ... wenn sie sich von meiner Liebe so erdrückt gefühlt haben wie ich mich von den femininen Zärtlichkeitsschwällen in jenem Waldstück in Frankreich, dann tun sie mir heute noch leid.

Doch, immerhin, bei jener Exkursion lernte ich Frau Liba kennen, die Mesnerin ist und Hexe und das Zaunreiten gelernt hat. Als nach dem gemeinsamen Besuch der Kathedrale von Chartres mehrere Frauen über Übelkeit klagten, verursacht vom gewalttätigen patriarchalen Geist, der in diesem Gotteshaus (wie an so vielen Orten) lauert, sagte Frau Liba nur: »*Weiß ich niicht, was ihr eich beschwäärt. Bin ich frrroh, dass da stäht Kirrrche. Wenn da net stünde Kirrrche, stünde vielleicht Turrrnhalle!*«

Wer weniger alternativ bucht als ich, fährt (und reist) allerdings nicht unbedingt besser. Dabei könnte es dir so ergehen wie meiner Freundin Ilka, nämlich so: Auf der Suche nach einem Weihnachtsgeschenk für deinen Mann stößt du (nehmen wir an, du bist weiblich und hörst auf den Namen *Susi*) im Internet auf ein vielversprechendes Angebot.

BED of ROSES ... Romantisches Wellness-Wochenende für zwei... 2x ÜN/F in geräumigem DZ mit Panorama-Aussicht... Romantisch dekoriertes Himmelbett...* (Das klingt gut!) ... *Begrüßungscocktail an der Bar, Sekt und Früchtekorb entsprechend der Jahreszeit auf dem Zimmer, Candlelight-Dinner (Fünf-Gänge-Menü mit Schokofontäne) ... Individual-Sauna (exklusiver Sinnengenuss für zwei) und diverse Massagen können auf Wunsch extra gebucht werden.*

Ja, das klingt gut. Sieht auch gut aus auf den Internetfotos. Stattliches Hotel in bezaubernder Landschaft, anheimelnd beleuchtet und vollmondig beschienen, berüschtes Duo-Himmelbett, mit zarten Rosenblättern üppig bestreut wie aus Fortunas Füllhorn, doch, ja, gut sieht das aus! Der Einstiegspreis für das *einmalige Aktionsangebot im Wert von € 380,–* lag bei einem lumpigen Euro, ist inzwischen schon kräftig geklettert, doch beim Gebot von hundertzwanzig Euro erhältst du den Zuschlag, der Hotelcoupon trifft bald nach Überweisung des Betrages und pünktlich zu Weihnachten ein, und dein Angetrauter (nennen wir ihn Peter) ist hellauf begeistert, zumal das Hotel in der Nähe eines hübschen alten Städtchens liegt, das er schon lange mal besuchen wollte.

Dein Geschenk ist ein voller Erfolg, nach Weihnachten muss nur noch ein Termin gefunden werden, das ist nicht einfach, denn das Hotel ist auf Wochen hinaus ausgebucht, aber dafür dauert die Vorfreude umso länger, und die ist ja bekanntlich immer die schönste Freude. Und ist es nicht ein gutes Zeichen, wenn ein Reiseziel so beliebt ist?!

Dann, an einem Freitagnachmittag Ende Februar, setzt ihr euch ins Auto, bringt die Kinder zu Omi und Opi, winkt noch einmal vergnügt zum Fenster hinaus und braust los, romantisch

* Such nicht danach im Internet. Da gibt es Hunderte von Angeboten mit diesem Titel, aber das, über das ich hier berichte, findet man dort nicht mehr; nur Anderes, Neueres und Besseres.

gestimmt wie schon lange nicht mehr. Während der Fahrt freut ihr euch über die perfekte Wegbeschreibung, die das Hotel freundlicherweise mitgeschickt hat (… und auf ein gemeinsames nächtliches Bad nach einem gemütlichen Abend zu zweit).

Bei der Ankunft, im fahlen Licht des Nachmittags, sieht das Etablissement zwar nicht halb so edel aus wie auf den glitzernden Internetfotos, die auch nicht ahnen ließen, dass es an einem Industriegelände liegt; ja zuerst kannst und willst du nicht glauben, dass das Hotel DAS HOTEL ist, aber dein Mann sagt nur: »*Ach Liebling, auf Bildern wirkt so etwas ja immer ganz anders. Und schließlich kommt es ja vor allem auf das Interieur an, auf unser Rosenbettzimmerchen!*«

Nach kurzer Beratung (»*Meinst du wirklich, dieser Parkplatz gehört zum Hotel?*« – »*Siehst du einen anderen?*« – »*Nein, aber schau doch mal, die vielen LKW!*«) stellt ihr das Auto ab und betretet euer Wochenendparadies durch den baldachinüberdachten Haupteingang.

Das Entree hat in etwa die Maße eures Gästeklos (respektive der häuslichen Besenkammer). Neben der Rezeption befindet sich die Bar, eher eine Minibar, vor der viele Leute stehen, Paare wie ihr, romantisch gestimmte Wochenendgäste, die auf ihren Begrüßungscocktail warten. Nun ja. Kein Paradies ohne Schlange. Und die Bar ist zu. Aber ihr seid ja nicht in Eile: »*Checken wir doch einfach erst mal ein, der Cocktail kann warten!*«

Die sehr zuvorkommende und adrette Empfangsdame nimmt den per Vorkasse bezahlten Großgutschein *Romantikwochenende* entgegen und übergibt euch im Gegenzug diverse Kleingutscheine, die sie aus verschiedenen zu diesem Zweck auf dem Empfangstresen aufgestellten dickbäuchigen Bonbongläsern fischt: »*Begrüßungscocktail für zwei … Candlelight-Dinner für zwei … Sektflasche fürs Zimmer, die lassen Sie sich gegen Vorlage dieses Vouchers von unserem Barkeeper geben, gell; er muss jeden Augenblick kommen, da ist schon mal Ihr Zimmerschlüssel, Nummer fünf, gleich hier ums Eck im Erdgeschoss!*«

Auf Nachfrage sucht sie (und findet, und überreicht euch) eine Liste mit den diversen Massagemöglichkeiten. »*Melden Sie sich aber unbedingt noch heute an, die Termine sind immer sehr schnell weg, brauchen Sie sonst noch etwas? Nein? Dann bis später, einen angenehmen Aufenthalt!*«

Behände schlüpft sie hinter der Rezeption durch einen Türspalt, hinter dem ein Stückchen Aktenregal zu sehen ist und ein Stückchen Tisch, daran ein Stückchen Mann im weißen T-Shirt, und darauf eine Stückchen Flasche.

»*Kommschatz! Bringen wir einstweilen das Gepäck aufs Zimmer, wer weiß, wann die Bar aufmacht; nein, lass, ich trag' das schon! . . .*«

Nummer fünf liegt am Ende eines verwinkelten Ganges, also wie erhofft hinten hinaus, ist klein und kalt und riecht muffig.

»*Puh! Mach doch mal hell!*«

Im fahlen Licht einer spärlichen Deckenbeleuchtung eilst du ans Fenster und reißt es auf. Kahle Äcker, lau beschienen von einer winterbleichen Spätnachmittagssonne. (Immerhin, keine Industrieanlagen. Und immerhin kommt frische Winterluft herein und kein Odelduft.)

»*Ist doch ganz nett, oder?*«

»*Sehr nett! Das wird bestimmt ein unvergessliches Wochenende!*«

Zärtlich reibt er seine Nase an deiner, umarmt und küsst dich, du küsst zurück, küssend landet ihr auf der (ungewöhnlich hohen) Bettkante, und das Bett rollt mit euch davon. Du brichst in hysterisches Lachen aus und Peter (*Männer und Technik!*) kriecht unters Bett. Während er den heimtückischen Rollmechanismus näher zu ergründen versucht, bemerkst du *keinen* Betthimmel über deinem Kopf und zahlreiche unterschiedlich große dunkle Flecken auf dem gräulichen Teppichboden unter deinen Füßen.

Peter taucht wieder auf, mit einer Staubmaus im lockigen Haar, murmelt: »*Sonderbar; aber jetzt muss ich erst mal . . .*« und verschwindet im Bad. Du bleibst, wo du bist, pickst stumm und spitzfingrig eine Handvoll künstlich bedufteter und bereits vergilbter Stoffrosenblätter von der roséfarbenen Tagesdecke und beförderst sie in einer destruktiven Anwandlung in den Papierkorb.

»*Aha!*«, tönt es durch die geschlossene Klotür.

»*Was ist?*«

Peter erscheint im Türrahmen: »*Ich habe soeben das Geheimnis der hohen Betten ergründet.*«

»*Durch Inspektion der Nasszelle?*«

»*Richtig. Komm rein!*«

»Ist es dreckig?«

»Keine Spur!«

Das Bad ist blitzblank und etwa halb so groß wie das ganze Zimmer, womit dieses, wie angekündigt, ja wohl tatsächlich als geräumig anzusehen ist, was jeder Beschwerde, die du schon heimlich erwogen hattest, die Berechtigung entziehen würde.

»Ich fürchte nur, Suzette, auf unser Tête à Tête in der Badewanne werden wir verzichten müssen ...«

Es gibt keine Wanne. Statt dessen gibt es eine zwei mal zwei Meter große, ebenerdige Dusche, zahlreiche Haltestangen, Lichtschalter auf Hüfthöhe und einen Notrufknopf.

»Ein Behindertenbad?«

»Richtig.«

»Ach so. Na ja. Ist doch Klasse, dass das Hotel so fortschrittlich ausgestattet ist, oder?«

»Toll, ja.«

»Wir sollten dankbar sein, dass wir nicht ...«

»Ja; so sehe ich das auch!«

Gewiss, du warst auf Tausendundeinenacht eingestellt und nicht auf Reha, aber ...

»Stört es dich?«

»Warum sollte es?! Ich meine, warum sollte man so was als störend empfinden?! Nur weil man auf Romantik gepolt war?!«

»Eben! Ideale Gelegenheit, die eigenen Gedankenmuster mal wieder unter die Lupe zu nehmen!«

»Genau. Aber sag mal ... ich versteh' ja nun, warum die Betten so hoch sind; aber wozu haben sie Rollen?«

Peter weiß es auch nicht. Ist ja auch egal. Froh über euer bislang so glimpfliches Schicksal bindet ihr die auseinanderdriftenden Betten mit euren Winterschals an den Rollbeinen zusammen und schnäbelt wieder. Ziemlich lang und unziemlich intensiv.

»Olala, das macht durstig!«

»Ja, nehmen wir einen Schluck aus der Minibar!«

»Siehst du eine?«

»... Nicht so schlimm, ich hab' ja 'ne Flasche Wasser für unterwegs mitgenommen; hier!«

»Ah, Danke, Susisüßchen. Mmm, das tut gut!«

»Wir können ja später noch Wasser nachkaufen ...«

»... und zimmerwarme Getränke sind ja ohnehin gesünder als kühlschrankkalte!«

»Apropos. ob sich die Zimmertemperatur wohl auf ›zimmerwarm‹ anheben lässt?«

»Das werden wir gleich haben!«

Peter dreht die Heizung auf. Sie blubbert dynamisch. Ihr lächelt euch an.

»Wirst sehen ...« (raunt er dir ins Ohr) *»... bald ist es hier kuschelwarm ...«* (Er zieht dich an sich. Dir wird schon jetzt kuschelwarm.)

»Soll ich auspacken?«

»Gute Idee!«

»Den Koffer? Oder dich?« (Du errötest.)

»Fang mit dem Gepäck an; ich möcht' mich erst so richtig heimelig fühlen können ...«

»Wie du meinst ...« (Frauen und Sex!) ...

»Schrank gibt's wohl keinen?«

»Die offene Garderobe hier ist wahrscheinlich leichter zugänglich.«

»Oh; wie gedankenlos von mir!«

»Aber das Gepäck passt nicht hier, äh, ... ich stell's mal unters Bett, damit niemand drüberfällt.«

»Danke!«

»Die Wasserflasche deponier' ich hier auf dem Nachttisch, ja?«

»Das hier bitte auch, Pittilein!«

»Du hast Knabberzeug mitgebracht, Susisüßchen?«

»Nur ein paar Erdnüsse und Paprikachips; dachte zwar, dass es eine Minibar gibt, aber ... was ist denn DAS?«

(Auf dem wackligen Nachttisch steht eine Untertasse mit Sprung, darauf liegen sechs Pralinen.)

»Die ›Früchte der Saison‹ vielleicht?«

»Wenn ich das geahnt hätte ...« (sagst du, nachdem du eine Praline angebissen und wieder zurückgelegt hast) *»... wenn ich das geahnt hätte, hätte ich dir was anderes geschenkt. Wäää, schmeckt wie aus der letzten Saison!«*

Doch dein Liebster ist ein unerschütterlicher Positivdenker: *»Weißt du was? Nachher machen wir einen abendlichen Bummel durch das Städtchen!«*

»Und das Candlelight-Dinner?«

»... verschieben wir zugunsten eines Auswärtsmenüs auf morgen Abend; lass uns gehen, wir haben noch viel vor heute!«

»Au ja! Ich hübsch' mich nur schnell ein bisschen an; suchst du inzwischen schon mal eine schöne Massage für uns aus? Ich muss jetzt auch mal; ich muss schon seit zwei Stunden!«

Das Bad ist wirklich picobello, das Klo so hoch, dass deine Füße in der Luft baumeln, die Spülung klingt wie ein Naturwasserfall, am blitzenden Waschbeckenrand liegt, immerhin, eine Seife in Pröbchenformat; und Shampoo ... Shampoo ist im Reisekoffer.

Während du ein wenig Rouge auflegst, lehnt dein Gatte (»*Kann ich jetzt reinkommen?*«) am Türrahmen: »*Ich würde sagen, Sauna heute Abend nach Rückkehr. Und morgen dann die Massage!*«

»Aber wäre Sauna nicht besser morgen, vor der Massage?«

»Ach, nach dem Stadtbummel tut ein bisschen saunen sicher gut!«

»Mit vollem Bauch?«

(Keine Missstimmung, bitte! Nicht an diesem Wochenende!)

»Nach dem Essen laufen wir ja erst noch ein Stück!«

»Aber macht Sauna nicht, äh, furchtbar müde?«

»Nur zwei Gänge, Susilein, davon wird man nicht müde, jedenfalls nicht zu müde, um ...«

»Stimmt schon, dann hätten wir jeden Tag was, worauf wir uns freuen können ...«

»Ja! Heute Stadtbummel und Sauna, und morgen ...«

»... ein genüsslicher Samstag ...«

»Ausschlafen!«

»... nach einer Nacht ohne Kindergeschrei ...«

»Gemütliches Frühstück!«

»... mit frischem Saft und einem starken Kaffee ...«

»So spät wie möglich!«

»Danach spazieren gehen!«

»... oder noch mal hinlegen ...«

»Dann die Massage!«

» ... und noch mal ein bisschen hinlegen ...«

»Und dann, frisch und rosig und schick angezogen ...«

»... zum Candlelight-Dinner ins hoteleigene Restaurant!«

»Ach, so was müsste man wirklich öfter machen!«

»Ja, schon ein einziges Wochenende kann so erholsam sein!«

»Und? Was für Massagen gibt es? Lies mal vor!«

»Hot Stone Massage, Fußmassage, Rücken- und Ganzkörpermassage, Duo-Massage vierhändig, Partnermassage synchron, Lomi-Lomi-Massage ...«

Inzwischen ist noch mehr Wochenendkundschaft eingetrudelt, die Bar ist noch immer geschlossen, an der Rezeption herrscht Hochbetrieb, aber:

»Ist das nicht schön, mal so ganz ohne Hetze?!« ... Und irgendwann kommt ihr doch dran.

»Wir würden jetzt gern die Massage buchen.«

»Augenblick, die Termine vergibt unser Masseur. Manfred ... ?!« (Die Rezeptionistin entschwindet ins Küchenkabuff, durch den Türspalt hindurch seht ihr ein Stückchen Flasche, deutlich leerer als zuvor, und Manfred, adrett und freundlich, tritt, blütenweiß und knitterfrei gekleidet, hinter den Empfangstresen.)

»Wir würden gern die Partnermassage buchen.«

»Ja gern; nur, hm ... da gibt's ein kleines Problem, weil ...« (Manfred blättert im Belegungsplan) *»... unser Physioraum ist bedauerlicherweise gerade belegt.«*

»Das macht nichts, wir wollten auch erst morgen Nachmittag ...«

»Ja, aber, also, die Massagekabine ist für das ganze Wochenende schon ausgebucht; und der Physioraum, der ... ist bis Sonntag Mittag belegt, weil, hm, da wohnt jemand ...«

»Das heißt, wir können keine Massage bekommen?«

»Bedaure, Nummer fünf ist vermietet, weil, wir sind komplett dicht.«

»Nummer fünf ???«

Silberstreif am Horizont, es stellt sich heraus, dass ihr selbst die Bewohner des Physioraums seid. Ein besonders praktischer Umstand. *»Sensationell! Da können Sie die Massage direkt auf dem eigenen Zimmer bekommen; wenn das nicht fürstlich ist?!«*
(Allgemeine Erheiterung.)
(Damit war nun auch eine Erklärung für das rollende Bett gefunden.)
(Und für die Teppichflecken; feines, reines Massageöl; nachgerade beruhigend.)

»Die Sauna ist in Nummer 17 im ersten Stock da finden Sie alle nötigen Informationen Ihre Reservierung gilt von einundzwanziguhrdreißig bis dreiundzwanziguhrdreißig macht

zehn Euro pro Person und Stunde bezahlbar bei Abreise viel Vergnügen dann!«

Mit dem Saunaschlüssel in Peters Jackentasche verlasst ihr beschwingt das Hotel.

Inzwischen ist es dunkel geworden, euer Domizil wirkt, geschmackvoll angestrahlt, nun doch fast so feudal wie bei Google, das nahegelegene Städtchen ist bezaubernd, ihr findet ein gemütliches Restaurant mit vorzüglicher Bewirtung, beim Hand-in-Hand-Spaziergang (und ein paar Spontanküssen hinter einer Hausecke) wird eure Beschwingtheit immer beschwingter, und ihr kommt bestgelaunt zurück, ausreichend durchgefroren, um euch auf die Sauna zu freuen. Da euer Zimmer (obwohl die Heizung weiterhin dynamisch blubbert) noch immer recht kühl ist, haltet ihr euch dort nicht lange auf (*»Hör mal! Die Leute scheinen sich ja beim Candlelight-Dinner prächtig zu amüsieren!«*) und holt nur rasch Hausschuhe und Handtücher. (Bademäntel gibt's nicht, aber ihr seid ja unter euch. Föhn gibt's auch nicht. Aber bis nach der Sauna wird euer Zimmer ja dann auch schon gemütlich warm sein.)

Nummer siebzehn im ersten Stock ist schnell gefunden, voller Vorfreude trittst du ein.

»Was ist denn DAS?«

»Was?«

»Sind wir hier richtig?«

»Wieso?«

»Na, das ist doch keine Sauna!«

»Der Schlüssel hat gepasst . . . !«

»Aber das ist doch ein Zimmer!«

»Moment mal!«

Das Einzelzimmer scheint unbewohnt; es ist warm und sauber und nett eingerichtet, nur auf dem Teppichboden sind ein paar Flecken (bloß Massageöl, wie du sachkundig feststellst), das Duschbad mit Klo ist klein aber fein, gekachelt und bis zur Decke mit zierlichem Muscheldekor versehen.

»Ha! Hier!«

»Was, wo? Peter?? Wo bist du denn?!«

»Hier, in der Ecke, hinter dem Bad! Ich hab' sie gefunden!«

»Dieser kleine Holzkasten soll die Sauna sein?«

»Ja. Hier hängt eine Gebrauchsanleitung.«

»Da passen doch nie im Leben zwei Leute rein!« (Peter schließt

die Zimmertür ab und greift nach deinen Hüften.) »*Komm! Wir haben keine Zeit, rumzutrödeln. Und du weißt ja: Platz ist in der kleinsten Hütte, und so weiter, schwups, hier ist der Einschaltknopf!*«

»*Lies lieber erst die Gebrauchsanweisung, Peter! Zeig mal her! WAS?! ›25 Min. Vorheizzeit‹?!*«

»*Na komm, Susilein, lass uns wenigstens mal probesitzen; nicht in Klamotten, runter mit dem Zeug, ich wärm' dich!*«

Irgendwie kriegt er dich immer rum. Und, oh Wunder, ihr passt hinein. Wie maßgeschneidert. Wenn ihr euch aufrecht Haut an Haut aneinander drängt, Peter auf dem linken und du auf dem rechten spitz zulaufenden Bank-Eck. Und wenn ihr euch mit dem Hintern ganz an die kühle Holzwand presst, könnt ihr sogar die Tür vor euch schließen.

»*Na toll. Und jetzt?* «

Peter hat noch einen Knopf gefunden: »*Musik für romantische Stimmung!*« Aus dem Kasten, der an der Saunawand klebt, dudelt Sanftmelodisches in euer Ohr, untermalt von Wellengeplätscher und Vogelgezwitscher. Im Inneren der Sauna hängt noch eine Gebrauchsanweisung. »*WAS?! ›Max. Temp. 45° Celsius‹?*«

»*Und wenn schon! Hier, riech mal, ›Lavendel, naturidentisches Duftöl‹ oder Minze! Oder Rose? Was möchtest du am liebsten?*«

(Du möchtest am liebsten heulen.)

»*Und womit soll man den Aufguss machen?!*«

(Peter öffnet die Tür, beugt sich vor und lugt unter die Bank.) »*Da unten steht eine Schale mit Wasser, die ist sicher für das Duftöl. Möchtest du nun Rose oder . . . ?*«

(Du möchtest weg von hier.)

»*Nimm, was du willst, aber mach die Tür zu, es kommt kalt rein!*«

(Er zieht die Tür zu und dich an sich.)

»*Nicht schlecht, die Musik, was!? So beruhigend . . .* «

»*Das ist verdammt noch mal auch nötig!*«

»*Reg dich jetzt bitte nicht auf, Schatz, wir haben jede Menge Zeit, das wird schon noch! Spätestens beim zweiten Gang . . .* «

»*Ha, zweiter Gang, und wo soll ich in der Ruhepause liegen?!*«

»*Ich könnte mich auf den Sessel setzen, und du dich auf mich! Guck nicht so böse, war doch nur ein Witz! Immerhin ist es hier wärmer als in unserm Zimmer!*«

Nach einem milden Saunagang kehrt ihr zurück, mit nassem Haar, doch vom Lachen wohlig durchwärmt, und naturidentisch nach Rosen duftend. Aber ... *»Hörst du? Dieses Gepolter und Geklapper und Geschepper, das kommt doch nicht nur aus dem Restaurant!«*

»Neinliebling; wir wohnen neben der Küche; ich hatte das schon vorher bemerkt; hoffte nur, dass jetzt, so spät – nunu, Susiherzi, die werden schon gleich Ruhe geben; machen wir das Beste draus! Wir müssen ja noch unseren Begrüßungscocktail trinken! Wagen wir uns einfach noch mal vor die Zimmertür!«

»Jetzt, um Mitternacht? Mit nassen Haaren?«

(Dein Liebster schwenkt ein seidenes Foulard vor deiner Nase:)

»Mit Turban siehst du immer so verführerisch aus ...«

(Irgendwie kriegt er dich immer rum.)

Überraschung, die Bar ist geöffnet, ihr schiebt euch zwischen einem Halbdutzend anderen Paaren durch und legt euren Bon vor. *»Möchten Sie Sekt, Sektorange oder Kaffee?«* Du möchtest einen Schnaps; denn der Barkeeper ist verschwitzt wie ein Schwerarbeiter bei Feierabend; sein graues T-Shirt (oder soll das weiß sein?) klebt ihm am Körper und ein paar Fransen kleben quer über seinem Kopf; das ist genau die Spärlichhaarfrisur, die du schon bei deinem Chef nicht ausstehen kannst. Leider zählt Schnaps nicht als Begrüßungscocktail.

»Sekt? Moment, da muss ich erst in den Keller, hab' keine Kühlung hier oben!«

Der transpirierende Koloss verschwindet und kehrt keuchend zurück, mit einer Kiste voller Sektflaschen.

»Sie müssen immer extra die Treppen runter? Es gibt keinen Lift?«

(Er schüttelt nickend den Kopf, sein Atem pfeift dabei, und dein Ekel wandelt sich in Mitgefühl.)

Da steht ihr also rum, du sehr elegant mit Turban, nippt an euren Gläsern, und erfahrt beim Smalltalk, dass niemand eine Minibar auf dem Zimmer hat; ihr braucht euch also nicht benachteiligt zu fühlen.

Gegen halb eins kehrt ihr zu eurem Rosenlager zurück. Im Restaurant ist Ruhe eingekehrt. Aber ...

»Was ist denn DAS?! Die toben ja noch immer in der Küche rum!«

»Reg dich nicht auf, Susanne! Um diese Zeit gibt's immer die besten Sendungen!«

»Und wo sollen wir sitzen?« (Vom Bett aus geht der Blick scharf am Fernseher vorbei.)

»Schau mal, da unterm Fenster, die kleine Bank. Ha! Hier sieht man ja wie im Kino!«

Die Bank ist ein schlecht getarnter Mauervorsprung, aber weich gepolstert; da sitzt ihr nun wie zwei Hühner auf der Stange, schlürft euer mitgebrachtes und auf der Fahrt stillgewordenes Wasser und guckt fern. Interessante Sendung. Unglücklicherweise scheint das TV-Gerät auf geheimnisvolle Weise mit der hoteleigenen Spülmaschine technisch verkoppelt zu sein, denn als diese gurgelnd für eine neue Spülrunde in Betrieb geht, stürzt bei euch das Bild ab. Kein Rütteln und Schütteln hilft. Fernsehen fällt flach.

An alternativen Ideen würde es euch nicht mangeln, aber viele Phantasien kann man nicht so ungehemmt ausleben, wenn hinter papierdünner Zimmerwand am Kopfende des Bettes Küchenpersonal klappert und schwatzt und lacht (und raucht.) (2007. Man darf noch. Und du denkst: *»Ach wäre doch schon 2008 und gäbe es doch auch schon Antilärmgesetze!«*) Du liegst steif (aber sexy mit Turban) zwischen den Laken, während dein Liebster mit lautem Vorsichhinpfeifen und scherzhaften Schnarchlauten die Störgeräusche zu übertönen und die Stimmung (vergeblich) zu heben versucht. So liegt ihr, während der Mond weit über den Himmel wandert.

Gegen zwei Uhr morgens stürzt du wie eine Furie hinaus. Danach bleibt die Küchentür geschlossen und der Lärm ist gedämpft und erträglich. Zehn Minuten später, als sanfter Schlummer dich eben umfangen will, geht es wieder los. Es geht bis halb drei. Feindselig gestimmt, fällst du in bleiernen Schlaf. Du träumst von Scheidung, bis du jählings wieder erwachst. Halb fünf. Frühstücksvorbereitung. Du führst in der Küchentür einen afrikanischen Tanz auf. Danach ist an Schlaf nicht mehr zu denken. Ihr seid hellwach und hungrig. Frühstück gibt es aber erst ab sieben; und wer isst im Morgengrauen schon gern Paprikachips?

Ungeliebt, ungeduscht und ausgehungert setzt ihr euch zu einem anderen Paar, zwei müde wirkenden Gestalten, die schon an einem Tisch in zwei Tassen rühren.

»Kaffee nehmen Sie mal besser nicht«, sagt die fremde Dame. Du bedankst dich für den guten Rat.

»Wissen Sie, wo der O-Saft . . . ?«

Gibt keinen, na schön, auch egal, du nimmst mit einem Kamillentee vorlieb, kramst dir was vom Büffet zusammen und fragst die stumm vor sich hinmümmelnde, übernächtigte Fremde: *»Waren Sie gestern beim Candlelight-Dinner?«*

Der dazugehörige Mann lacht kurz und bitter auf. Sie lächelt schief: *»Dinner? Büffet! Ein unvorstellbares Gedränge! Und Dutzende von Kindern, alle munter mit den Händen in der Schokofontäne!«*

Der scheinbar unendlich lange Geduldsfaden deines Mannes reißt dann beim Rührei. *»Schluss!«* schnaubt er, den Teller von sich stoßend. *»Wir reisen ab. Komm!«* Nichts und niemand kann ihn aufhalten; Empfangsdamen-Entschuldigungen, in Aussicht gestellter Zimmerwechsel, Erstattung des nicht in Anspruch genommenen Candlelight-Dinners, kein Wiedergutmachungsangebot kann seinen Mörderblick besänftigen. Erlass der Saunakosten? *»Ha, die hätten wir eh nicht bezahlt! Das ist keine Sauna, das ist eine Frechheit!«* Und als die Rezeptionistin ihm zwei (!) Sektflaschen (frisch aus dem Keller!) in einem hübschen Geschenktütchen als kleine Entschuldigung hinhält, flüstert er heiser: *»Die können Sie selber saufen!«*

»Aber nehmen Sie doch wenigstens noch die Massage mit!«, tönt Manfreds freundliche Stimme aus dem Schiebetürspalt.

». . . als Geschenk des Hauses!« fügt die Empfangsdame eilfertig hinzu. Manfred verbreitert den Türspalt, um seinen Kopf herauszustrecken, und man sieht ein Stückchen Frau neben ihm. *»Wir könnten gleich loslegen, meine Kollegin hier hätte auch gerade Zeit!«*

»Nein Danke!« lächelst du verkrampft und eilst Peter nach, der das Gepäck schon im Kofferraum verstaut hat und im Auto sitzt, mit den Fingern auf dem Lenkrad trommelnd.

Erst nach einer Stunde Fahrt brichst du das Schweigen.
»Hast du gesehen?« krächzt du mit belegter Stimme.
»Ja«, erwidert Peter, den Blick starr auf die Straße gerichtet. *»Sie hat ausgesehen wie Cruella de Vil.«*

VIII. WELLNESS aus dem KOSMISCHEN VERSANDHAUS

Bestellungen ans Universum … und ein bisschen anders herum

In diesem Kapitel komme ich noch einmal aufs Selbermachen zurück. Was ja ganz doll toll im Do-it-yourself-Verfahren funktionieren soll, ist der kosmische Bestellservice. In Besteller-Bestsellern erscheint die Existenz als kosmisches Versandhaus; und wer empfindet schon Ehrfurcht vor einem Versandhaus oder Demut einem Lieferanten gegenüber, zumal wenn man meint, die Sendung käme gratis daher?

Ich kenne Menschen, die einst die Überwindung des Egos (oder wenigstens des Egoismus) und andere edle Bestrebungen auf ihre Fahnen geschrieben hatten. Doch kaum kursierten die ersten Bestellanleitungen, mutierten die LichtrebellInnen zur Kosmo-Versandhaus-Kundschaft und Leute, die mir bis dahin jeden Liebeskummer mit der heiteren Empfehlung LOSLASSEN! vollends unerträglich gemacht hatten, sangen nun als SammelbestellerInnen das Dauermantra: »*Ich habe, ich bekomme, ich habe zu bekommen, mir fließt zu, ich verdiene, ich erhalte sofort, mir steht postwendend zu . . .*«

Es wird bestellt; mit Bitten hält man sich nicht lange auf. Zu danken wird ausdrücklich empfohlen; sogar schon vor Erhalt der Gaben; allerdings wohl weniger aus Dankbarkeit, sondern »*weil du dadurch noch mehr Wohlstand in dein Leben ziehen kannst*« – also wohl eher aus Gier.

Ach, was habe ich mich in den letzten Jahren mit anderen über das Thema *Bestellungen* ge- und, ja, auch zerstritten! Dabei habe ich nicht behauptet, dass dies alles *Bullshit* sei; oh nein. (Vorsicht; Gedanken sind mächtig; auch solche.) Ich habe auch nicht *be*stritten, dass die Bestellerei funktionieren kann. *Kann.* Ich habe nur dezent darauf hingewiesen, dass ich im nachhinein eigentlich recht froh darüber sei, dass so viele meiner Wünsche sich nicht erfüllt hätten; habe vorsichtig angemerkt, dass das Bestellkonzept nicht der einzige Beitrag zum Thema *Wünschen* sei; dass es da ja auch noch die christliche DeinWillegeschehe-Philosophie gebe; und dass Buddha zufolge die wahre Seligkeit erst am Ende der ganzen verwünschten Wünscherei beginne. Auch habe ich gefragt, warum eigentlich noch niemand auf die Idee gekommen sei, sich die Erleuchtung zu bestellen – denn damit wäre dann sozusagen ja gleich alles abgedeckt??

Und ich wagte zu fragen, was Jesus eigentlich falsch gemacht oder inwiefern er falsch gedacht habe, dass man ihn ans Kreuz gehängt hat.

Da ging der Zoff erst richtig los. Ich sei, so wurde mir vorgeworfen, zynisch (mit verheerenden karmischen Folgen), weil ich nicht positiv genug dächte; beziehungsweise nicht entschlossen genug bestellte; oder nicht *genug*; oder gar *gar nicht*. Und daher sei ich selbst und ganz allein schuld an a) meinem Singledasein, b) meiner 9/11 Auftragsflaute, c) meinem Geldmangel und d) meiner angeborenen Hüftgelenksdysplasie. Doch ich ließ nicht locker; hakte weiter nach; fragte, ob denn die universale Rechnung schon eingetroffen sei? Und ob das Universum denn nicht mehr sei als mein (wirklich zuverlässiger Tip-Top-) Büroversand? – Wenn mir das Wort *Kosmischer Bestellservice* nicht gefiele, so die Bestellwütigen, dann solle ich das Universum eben als meine Mutter betrachten, als liebende Mutter, die ihren geliebten Kindern gibt und gibt und gibt ...

Ähnliche Formulierung habe ich öfter zu hören bekommen. Sie kamen meist von kinderlosen Singles, deren Primärtherapie so lange zurücklag, dass sie längst vergessen hatten, wie oft die böse Mama im Laufe ihres Kinderlebens »Nein« gesagt hat und wie urrrrgh das war. (Ich halte mich für eine großzügige Mutter, aber mit einem Jahr war meine Tochter offenbar zu der Überzeugung gelangt, alles Begehrenswerte hieße »Nein«, denn wann immer sie etwas haben wollte, fing sie an zu zappeln, deutete wild mit ihrem kleinen Zeigefinger auf das begehrte Objekt und schrie: »*Neina! Neina!*«)

Kopfstand (wenngleich nicht geeignet bei Bluthochdruck) ist hilfreich, wenn man die Dinge aus einer anderen Warte betrachten will. Stellen wir uns also auf den Kopf und – Übung Nummer eins – einmal alles umgekehrt vor. Fragen wir uns: Was würde das Universum bei uns bestellen? Was könnten wir liefern, was wären wir dem Leben zu geben bereit?

Variante zu dieser Übung: Stell dir vor, die Erde sei nicht deine Mutter, sondern dein Kind; klein, hilflos, bedürftig (und kränklich). Wärst du eine gute Mutter?

Variante der Variante (weil es in Übungsbüchern ja immer so viele schöne Varianten gibt): Stell dir vor, Mutter Erde würde plötzlich die vielen Edel- und Halbedel-, Kraft- und Heilsteine von dir zurückzufordern, die du in deinem Heim gefangen hältst, würde ihre Freilassung verlangen! Wie würdest du reagieren?

Übung Nummer zwei: Wir üben das *Abbestellen.* Denn selbst wenn du vollen Bestellerfolg hast, wirst du doch nicht lückenlos alles bestellen können, was du bist, hast, denkst, empfindest, fühlst, siehst, hörst, riechst, schmeckst, erfährst, erlebst. Neben den bestellten werden dir also zwangsläufig auch jede Menge unbestellter Waren respektive Erfahrungen geliefert werden, die vermutlich nicht alle nach deinem Gusto sind. Also, wie ist das, kannst du auch schon erfolgreich *abbestellen*?

Bei Übung Nummer drei (eigentlich einer Variante zu Ü2) geht es um Reklamationen. Hierzu liegen natürlich längst Ausführungen von Profi- BestellerInnen in Buchform vor. Doch wir verfahren auch hier wieder nach dem Umkehrprinzip, und so lautet die Frage, (nachdem du dir, wie bei solchen Gewissensprüfungen üblich, Papier und Stift zurechtgelegt hast): Welche Reklamationen hätte Mutter Erde wohl in Bezug auf dich? (Variante: Was hätte das Leben an dir herumzumäkeln?)

Aber mit solchen Übungsvorschlägen erntet man bei Bestellbesessenen bestenfalls ein erbarmungsvolles Lächeln. Und so ist der einzige Trumpf im Pro-und-Contra-Bestellservice-Spiel: A B W A R T E N.

Lass die BestellerInnen bestellen, freu dich über das, was das Leben dir schenkt und warte ab. Ein, zwei, drei Jahre. Vier Jahre. Maximal. Wenn die unbestellten Schicksalsschläge dann nicht allzu heftig auf die BestellkünstlerInnen niederprasseln, dann sag' bei passender Gelegenheit mit pfiffig gekräuselter Lippe: »*Tja – wohl nicht richtig bestellt, was?*« (Wenn du's übers Herz bringst.)

Indes, solltest du selbst der Bestellversessenheit verfallen sein, na schön, dann ordere. Und wenn du das Gewünschte bekommst? Selbst wenn die Lieferung gänzlich nebenwirkungsfrei erfolgen sollte – was beweist die prompte Wunscherfüllung? Dass du den Trick raus hast und schlauer bist als der Rest der Welt, besonders der Dritten? Glaubst du das? Glaubst du das wirklich? Vielleicht wollte die Existenz dir dieses Wunschpaket ja sowieso zukommen lassen und hat dir spaßeshalber den entsprechenden Wunsch auch gleich mit eingegeben?

»*Wer spricht die Worte in meinem Mund?*« fragte sich Jalaladin Rumi (nach seiner Erleuchtung). Ja, wer eigentlich?

»*Wer wünscht die Wünsche in meiner Brust?*«

Und: wer bestellt?

Und wer maßt sich an, zu wissen, wie das Universum funktioniert?

Aber wenn uns unvermutet doch mal etwas Unbestelltes auf den Kopf fällt, dann sind – Gottlob! – ja immer noch die Engel da, die uns vor dem Ärgsten bewahren können und sollen. In Engelseminaren kann man lernen, mit ihnen zu kommunizieren. Man kann aber auch einfach so mit ihnen reden. Oder glaubst du, Engel reden nur mit Menschen, die Geld für Seminare haben?

Frau Liba, obwohl sie es mit zweiundsechzig Jahren besser hätte wissen müssen, schüttete einmal Spiritus ins Sonnwendfeuer. (»*Weisch wie bleed ich bin, nur weil das sagt a Mann, heer' ich auf zu denken!*«)

Sie wurde quer durch den Garten katapultiert, und als ich sie eine Woche später besuchte, war ihr Gesicht noch immer so rot wie ein gekochter Hummer. Sie hatte keine Augenbrauen mehr und gab zu, nach diesem Vorfall mit ihrem Schutzengel gehadert zu haben:

»*Hab' ich gesagt: ›Wie kannscht du zulassen, dass so was passiert?‹ Und weisch, was er mich hat geantwortet?*

: . . . . . .

›No . . . wos is' denn passiert?‹ «

B) Die WELLNESS-KARRIERE-LEITER

KUNDIN ... AZUBI ... ANBIETERIN

I. Trainings, Auf- und Ausbaukurse,
   Bildung, Ausbildung, Fort- und Weiterbildung
   ... und eine Menge Einbildung

II. Praktisch verwertbare Erfahrungsbilanz

I. Trainings, Auf- und Ausbaukurse, Bildung, Ausbildung, Fort- und Weiterbildung

... und eine Menge Einbildung

»Is' net alles Bleedsinn, was da wird g'macht. Gibt's wirrrklich viele nitzliche Mättoden, um zu helfn irrende Menschheit. Aber is' vieles, was da wird g'schriebn und g'sagt, bloß Phantasie mit Schneegesteber. Und verdienen a paar ungeheier viel Geld damit. Und kannsch das schreiben auch mit große U.«

(Frau Liba)

Wie schon berichtet, habe ich etliche Wellnessausbildungen absolviert – von unterschiedlicher Qualität. Die Yogalehrerausbildung war hervorragend. Unter anderem drillte uns eine Ärztin darin, sämtliche Muskeln und ihre Funktionen im Schlaf aufzusagen und trichterte uns die lückenlose Liste der Kontraindikationen zu Dutzenden von *Asanas* ein.

Wer eine bestimmte Anzahl von Unterrichtseinheiten absolviert hat, darf dem *Bund deutscher Yogalehrer* beitreten und auf Unterrichtzuschuss von der Krankenkasse hoffen. Doch auch ein Krankenkassen-Anerkennungsstempel garantiert nicht in jedem Fall Qualität – und ist kein Ersatz für eigene Meinungsbildung.

Ich habe von Lehrenden mit Gütesiegel gehört, die ihre SchülerInnen Kopfstand üben ließen, ohne die Hypertoniker unter ihnen zu warnen. Ich will niemandem Angst machen und nicht gleich den Schlaganfall an die Wand malen, aber auch Netzhautablösung oder eine amoklaufende Schilddrüse sind nichts, was man unbedingt haben muss. Fakt ist: manche Yogaübungen sind für die Masse zivilisationsgeschädigter Menschen so untauglich, dass seriöse KrankengymnastInnen angesichts blindwütig übender PatientInnen entsetzt die Hände über dem Kopf zusammenschlagen (wohingegen die unseriösen sich vergnügt dieselben reiben, weil sie an der Behandlung verrenkter Halswirbel gut und gern verdienen).

Also: Augen auf bei der Suche nach einem Ausbildungsinstitut! Und hör auf Frau Liba, denn die kennt sich aus damit.

»*Und ieberhaupt!*«, sagt sie, »*Kannsch mir sagn, wozu brrrauchen die Leit' tausend Biecher mit fünftausend Iebungsprogramme!? Wenn frrragt mich eins: ›Was soll ich ässen, was soll ich dänken, wie soll ich läben, wie soll ich vegeln, wie soll ich schnaufn und laufn und sitzn auf mein Arrrsch . . . ‹ , frrrag' ich zurick: ›No, wie bisch zurechtkommen denn vor deine Gäburt, als du warsch im Mutterleib? Hasch doch pärrrfäkt gemacht! Und war da kein Yogalehrer, der wo hätte dich gegäbn Unterrricht!‹* «

Als meine Tochter mit drei Jahren in den Kindergarten kam, meldete ich mich bei einer Heilpraktikerschule an. An den Ausbildungstagen warteten meine nichtmedialen Medienauftraggeber jedoch pünktlich und zuverlässig mit Angeboten auf, die ich nicht absagen konnte, denn ich brauchte das Geld, unter anderem für die Schule. Ein ständiger Konflikt. Das Ende vom Lied war, dass ich die Ausbildung abbrechen musste – nach einem halben Jahr mitternächtlicher Lernerei, als ich schon alle meldepflichtigen Pestarten diagnostizieren und zahlreiche Gebresten auswendig aufsagen konnte, an die man ohne ärztliche Bestallung ohnehin nicht rühren darf (die man als HP jedoch erkennen können muss).

Zuerst war ich traurig. Doch bald merkte ich (Achtung, es könnte dir nützen!): Die Vorbereitung auf die HP-Prüfung*, die mittlerweile schon einem Medizinstudium gleichkommt, ist hundslausige Arbeit. Viel weniger aufwendig (oder aufwändig), unbelastender und angenehmer ist es, ein paar Wellnesszertifikate zu erwerben; denn damit kannst du machen, was du willst, solange du lediglich Heils-, aber keine Heilversprechungen abgibst. Und wenn du nicht gerade Nadeln in menschliches Fleisch stichst; aber dieser Verzicht fällt dir ja vielleicht nicht allzu schwer.

---

* Zwar sehen die Gesundheitsämter bei den Prüfungen streng darauf, dass die angehenden HeilpraktikerInnen keinen Schaden an der Volksgesundheit anrichten; doch die Tatsache, dass mittlerweile (vorrangig in Großstädten) fast alle und auch die besten AspirantInnen die Prüfung wiederholen müssen, oft sogar mehrfach, bringt ganz schön was in die Kassen. Und es hält einige Heilbegabte davon ab, der Ärzteschaft Konkurrenz zu machen. Die Frage »Wem nützt es?« ist also auch hier angebracht.

Bevor ich mir ein Diplom in medizinisch-wissenschaftlicher Kosmetik an die Wand hängen konnte, habe ich einmal die Schule gewechselt. Im zweiten Ausbildungsinstitut fühlte ich mich sehr gut aufgehoben – abgesehen davon, dass ich mich mit dem Chemieunterricht ebenso schwer tat wie in meiner Schulzeit und dass ich schon bei der ersten Vorlesung des Schönheitschirurgen Streit mit ihm bekam.

Nachdem er uns Stapel von Vorhernachherfotos gezeigt hatte (wobei *nachher* selten schöner war), nachdem er über die operationsbedürftigen Hängebusen alternder Frauen jenseits der dreißig doziert, nachdem er ein General-Lifting* in allen Einzelheiten genüsslich geschildert und uns mit Dias dazu gequält hatte (wusstest du, dass dir dabei die Haut von den Knochen gezogen wird?), nachdem er uns von Collagenunterspritzungen, goldfadengestopfter Haut und ähnlich Entsetzlichem vorgeschwärmt, und nachdem er auch noch einer Mitschülerin gesagt hatte, ihr Zinken sei ja wohl auch OP-fällig, platzte mir der Kragen (obwohl ich mir zuvor geschworen hatte, wenigstens diesmal meine Klappe zu halten).

Details der Auseinandersetzung schildere ich besser nicht. Hier nur das Wichtigste. Ich habe dem Herrn Professor einen Blick in den Spiegel empfohlen, die Schulleitung hat mich tags darauf von der allgemeinen Anwesenheitspflicht im Fach Schönheitschirurgie entbunden und ich habe mein Diplom später doch noch erhalten.

Ein Wunder.

Nicht befreit war ich dagegen vom Fach Fußpflege.

Ein Kapitel für sich.

---

* Dabei wurde, wie sich denken lässt, kein General geliftet, sondern eine Frau generalüberholt.
Frau Liba sagte viel später dazu: »*Wenn is' alles so einfach und ohne jäde Rrrrisiko, wie immer wird behauptet, wieso lasst so a alter Sack sich net machen seine Tränensäck oder liften sein Gemächt? No, weil kennt er sich wirrrrklich aus mit diese Matärie!*«

Füße sind Wurzeln, auf wundersame Weise mobil. Was Hand und Fuß hat, gilt als vertrauenswürdig. Füße sind ehrlich, lustig, authentisch. Babyfüße mit Gummibärchenzehen sind (und schmecken) so hinreißend süß, dass es kaum Worte dafür gibt.

Männerschuhe haben mitunter beängstigende Ausmaße, aber Männerfüße strahlen oft eine so zauberhafte Unschuld aus, dass man (ich) ihren Besitzern einfach nichts Schlechtes zutrauen kann. Und so dachte ich, nachdem ich schon etlichen liebenswerten Füßen begegnet war, Füße seien ein schönes Symbol für die Kinder von Mutter Erde, dazu bestimmt, Blumen sprießen zu lassen, wo immer sie wandeln.

Die Ausbildung in *medizinischer Fußpflege* belehrte mich eines Besseren. Nach den Übungstagen, bei denen Modelle beiderlei Geschlechts und jeder Altersgruppe zu behandeln waren, schienen mir Füße eher den Niedergang des Abendlandes zu symbolisieren.

Ich bin nicht pingelig. Schickes Verkrüppelungsschuhwerk hat fast jede Frau schon mal getragen, und diejenigen, denen keine Hammerzehen gesprossen sind, hatten möglicherweise nur Glück; oder kein Geld für das begehrte Spitzschuhwerk, was in diesem Fall auch eine Art von Glück ist. Manch schwere Krankheit zeigt sich zuerst an den Füßen. Warzen, Fuß- oder Nagelpilz können uns alle mal erwischen, und nicht jedeR muss die Symptome kennen oder sofort richtig deuten. Aber irgendwann muss man doch mal stutzig werden, oder?

An Fußpflegetagen habe ich gefastet, von meinem Fußpflegediplom später nie Gebrauch gemacht, und ich habe höchste Achtung vor Leuten, die das doch tun; sie erhalten längst nicht so viel Anerkennung, wie sie verdienen; manch eineR hätte eine Lebensrettungsmedaille verdient.*

Nachdem ich meiner vierjährigen Tochter zu erklären versucht hatte, was Fußpflege ist, meinte sie nachdenklich: *»Gell Mama, seinen Füßen kann man nicht entwischen ...«*

---

* Da fällt mir ein: wir durften in der Schule keine Gummihandschuhe tragen. Das war 1987, und AIDS war schon seit mehreren Jahren bekannt. Ich protestierte; vergebens. Die Begründung für das Verbot lautete: Der Kunde (hier fast ausnahmslos weiblich) solle sich »willkommen geheißen« und »angenommen« fühlen. Bleibt zu hoffen, dass dieses Argument nicht in Operationssälen Einzug hält.

Andere Aus-, Fort- und Weiterbildungen ließen viele Fragen offen – zum Beispiel die Ausbildung in Beckenbodengymnastik. Ach ja, der *Beckenboden*. Den lange im Walddunkel schlummernden, vergessenen, verleugneten, missachteten und malträtierten Tempelhain – plötzlich, eines Tages, entdeckte ihn die medizinische und nichtmedizinische Wohlfühlindustrie als Einnahmequelle, sei es für die Langzeitversorgung mit diskreten Damen- oder auch Herrenwindeln, sei es für dynamische Mitmach-Aktivitäten namens *Beckenbodengymnastik*, oder besser noch: *Raubtier- oder Dschungel-Feeling*.

Solche Stichworte lösen bei ausgebrannten Hausfrauen, gestressten Müttern und gemobbten Sekretärinnen einen verkaufstechnisch beabsichtigten und erwünschten vollautomatischen Minderwertigkeitsschock aus, der nach sofortiger Abhilfe schreit. Nun könnte der Schock ja auch lähmend wirken; doch allein der kraftvolle Klang derartiger (marktstrategisch klug gewählter, erfolgversprechender und meist ja englischer) Bezeichnungen vermittelt die für den sofortigen Gang zum nächstgelegenen Trainingsinstitut nötige Motivation: die Sehnsucht nach animalischer Freiheit in einer globalisierten Welt.

War einige Jahre zuvor die Doktorarbeit meines Neurologen zum Sach- und Fachgebiet *weiblicher Beckenboden* von einem seiner Professoren noch als (wörtlich) *Schweinerei* betitelt worden, so hieß es nun plötzlich in jeder Illustrierten: Frauen, aufgepasst! Wenn ihr nicht wollt, dass eure Männer jüngere Knackärschlein vorziehen, deren Liebesmuskulatur noch nicht gezeichnet ist von Hausarbeit und Kinderkriegen, dann strengt euch an! Übt! Trainiert! Exerziert! Lächelt dabei! Schleicht beim Staubsaugen nicht gebückt und niedergedrückt durch die Gegend, sondern freut euch (endlich mal wieder), dass ihr (schon wieder mal) staubsaugen dürft und dabei eure Sexmuckis trainieren!

Tänzelt verheißungsvoll mit Dingsda-*Powerspannung* über den Flusenteppich, als wäret ihr Marilyn Monroe in »*Manche mögen's heiß*«. Lächelt dabei! Geht beim Heben von Sprudelkisten in die Hocke. Und lächelt dabei! Verausgabt euch, aber immer schön rücken- und beckenbodenschonend ... und lächelt dabei!!! (Für Uneingeweihte: ... denn der Unterkiefer (oder »Kieferbereich«, wie neuerdings gern gesagt wird) ist eine wichtige Beckenbodenreflexzone!)

»*Rücken- und beckenbodenschonend*« ist der vielzitierte Tipp mit den Sprudelkistenkniebeugen tatsächlich. Deshalb gab ich ihn in den Kursen, die ich geleitet habe, auch weiter, bis ich herausgefunden habe, warum ich selbst diese eiserne Regel zur Erlangung stählerner Unterleibskraft nicht befolgte, und warum (fast) keine diesen Ratschlag befolgt, wo er doch so überaus korrekt ist.

Der Grund ist banal. Ohne sich mit den Händen abzustützen, können Frauen oft kaum ihr eigenes Nettogewicht aus der Hockstellung hochhieven. Geschweige denn zusätzliche zehn Kilo Sprudelkistengewicht. Geschweige denn lächelnd. Denn da mangelt es nicht an Beckenboden-, sondern an Oberschenkelmuskulatur. Gilt also auch hier: ganzheitliches Krafttraining ist gefragt. Und ganzheitliches Denken. Oder einfach nur Denken.

Wenn du bei *Kneifübungen* kneifst, weil du das Wort nicht magst, und wenn MMs Gang (eng verwoben mit deren Schicksal) dir nicht nachahmenswert erscheint, so vertrau deinem inneren Schweinehund und suche unentmutigt anderweitig weiter.

Der Dingsda ist ein heißes Eisen, ein spannendes Forschungsfeld. Im Beckenboden liegt die Tür zur Anderswelt, das Tor zwischen Ewigkeit und Zeit, die Pforte zum Paradies. Es gibt Zusammenhänge, von denen die mechanisch ausgerichtete Turnübungsmethodik nichts weiß (oder nichts übermitteln will); ein Wissen, das zerstreut ist und zersplittert, weil es (nicht nur in unserer Kultur) noch immer massiv und gezielt unterdrückt wird; und um die Puzzleteilchen zu finden und zusammenzusetzen, braucht es Mut, Zeit und Beharrlichkeit.

»*Muss ich lachn, wenn ich heer' ›sexuelle Befrrreiung‹* «, erklärte mir Frau Liba dazu. »*Weil, hat sexuelle Befreiung noch gar net stattg'fundn. Weil, schau: Hat drei Etaschen unser Körrrper. Is' unterste Etasch Bäcknbodn, wo is' zum Lieben andere Geschlächt. Is' mittlere Etasch Zwerchfäll, wo is' zum Lachen ieber uns und diese Welt. Und is' oberste Etasch Kehle zum Lobpreisen Gott. Und kannsch net befrein nur eine Etasch allein. Und Härrrz? No, Härrrrz is' gar keine Etasch; weil Härrrz is' Universum, is' ALL, wo ALL-ES enthält. Und solang' net befreit is' Härrrz, kännen mir net LIEBN, net LACHN und net LOBN. Und solang' mir net kännen liebn, lachn und lobn isch sinnlos ganzä LÄBN!*«

II. Praktisch verwertbare Erfahrungsbilanz

Meine Erfahrungen auf dem Gebiet *Ausbildungen in der Wellnessbranche* haben zu folgenden praktisch verwertbaren Ergebnissen geführt:

Erstens, halte dich nicht lange mit Lernprozessen auf, das ist zu teuer. Am besten ist es, möglichst zügig selbst zum *Trainer* einer von dir selbst erfundenen Methode zu avancieren. Dafür brauchst du ein Etikett, nein, ein *Label*, das was hermacht. Und du brauchst Zaster für Werbung. (Sollte die Methode geklaut sein, ist ein neuer Name zwecks Tarnung besonders wichtig.) Wiewohl ein kleines ® in einem schmucken Kreis gar nicht so teuer ist, ist es nicht zwingend erforderlich, die Methode schützen zu lassen. Schon die *Behauptung*, sie sei geschützt, reicht aus; verweise auf Patentamt und Gerichtsstand am anderen Ende der Welt. Dann kannst du loslegen.

Aber, zweitens, halte dich auch nicht lange mit Behandlungen oder Einzelunterweisungen auf. Viel lukrativer: Biete – exklusiv – eine *Ausbildung* an, die dazu berechtigt (oder akademischer: *autorisiert*), die entsprechenden Behandlungen durchzuführen. Da deine Methode komplex ist und der Ausbildungsstandard hoch, dauert so ein Training mindestens zehn Wochen. Freilich hat kaum ein Mensch zehn Wochen Zeit, erst recht nicht eine Frau, schon gar nicht am Stück. Und zahlen müssen die Leute ja auch.

Also unterteilst du das Training in fünf bis zehn kundenfreundliche *Steps*, wobei jeder einzelne Step (Belohnung ist wichtig!) von einem *Teil- oder Zwischen-Zertifikat* gekrönt ist, das dazu *befähigt* und *berechtigt*, den jeweiligen *Step* oder auch *Level* gewinnbringend zu verhökern. Achte bei diesen Zwischenzeugnissen penibel auf ein *hippes Design* und auf den englisch-esoterischen Klangwert.

Nach diesem erfolgversprechenden Muster befähigt *Step one* zum *Ausbalancieren* (von egalwas), *Step two* (zusätzlich) zum *Harmonisieren*, *Step three* zum *Energetisieren* der bereits harmonisierten Balance etc. ... So können sich deine zahlungswilligen KundInnen innerhalb von ein bis zwei Jahren vom *Balancer* zum *Harmonizer*, vom *Harmonizer* zum *Teacher*, vom *Teacher* zum *Trainer* und vom *Trainer* zum hochanerkannten *Practitioner* hocharbeiten. (*Instructor* ist auch eine brauchbare Bezeichnung).

Ob die von dir Bevollmächtigten mit all ihren Titeln dann irgendwann mal irgendwas verdienen, kann dir piep(en)egal sein, Hauptsache, *du* hast dein Schäfchen im Trockenen. Und, drittens, nicht vergessen, nach spätestens einem Jahr muss die Lizenz für den höchsten Ausbildungsgrad durch ein einwöchiges *Refreshing* erneuert werden.

Wenn du diese Anweisung befolgst, hast du ausgesorgt. Keine Angst! Während in anderen Bereichen eine übertriebene und unsinnig gewichtete Ausbildungskontrolle die abenteuerlichsten Blüten treibt, gibt es hier, in der Grauzone der nichtmedizinischen (sprich: Wellness-) *Aus-, Fort- und Weiterbildungen, Schulungen, Trainings* und so weiter keinerlei – in Kapitälchen: KEINERLEI ! – Kontrollinstanz. Du darfst alles behaupten, anbieten, verkaufen. Nur das mit den Nadeln und den Heilversprechungen musst du, wie gesagt, anderen überlassen. Ansonsten darfst du alles tun und alles lehren, was du willst.

Um eine unliebsame *Step-one*-Erfahrung wiederzugeben, die ich gemacht habe, ist eine ausführliche Schilderung nicht zwingend erforderlich. Die Gegenüberstellung der Programmpunkte mit einigen Zitaten der Kursleiterin ist aussagekräftig genug.

Programmpunkt I: Praktische Anwendung von (. . . Methode)
»Alles, was ist, darf sein.«
»Glaubst du wirklich, der Kunde merkt, wenn da was nicht stimmt?«

Programmpunkt 2: Spezifische Technik von (. . . Methode)
»Die Energie folgt der Absicht.«
»Das muss man halt spüren.«

Programmpunkt 3: Die 14 Meridiane des Körpers – Lage und Funktion
»Wenn du das genauer wissen willst, musst du ›Step two‹ besuchen.«
»Muskel- und Knochennamen wirst du hier von mir nicht hören.«
»Jetzt lass doch mal den Akupunkturatlas außen vor!«

Programmpunkt 4: Die Hauptenergiezentren (Chakren) des Körpers
»Der Nachmittag ist mediativ gestaltet.«
(Vielleicht war's ja ein Druckfehler.)

Und **Zur Hygiene ...**
»... Ich verstehe nicht, was das mit der Ausbildung zu tun hat.«

(Falls du mehr wissen willst: das Ausbildungsprotokoll findest du am Ende dieses Buches ...)

C) Hinter den KULISSEN des WELLNESSTHEATERS

I. Aus der Wellness-Werbungs-Werkzeugkiste
II. Reisen im Auftrag der Wohlfühlreligion
III. Kein Vier-Sterne-Job in der Wellnessbranche

I. Aus der WELLNESS-WERBUNGS-WERKZEUGKISTE

oder: Die kleinen TOOLS des großen WELLNESS-ADVERTISEMENTS

»*Fier mich*« sagt Frau Liba, »*fier mich is' ganze Ädwertaising Schwarrrze Magie. Und keedern sie uns mit Sprrrache, weil Sprrrrache is' Magie. Und is' wirrrklich schwer, net rrreinzufalln drauf, weil Magie is' Macht! Und wissn die mächtige Schwarrrrzmagier und schwarze Machthaber alle Trrricks, um uns abzuknäpfen Geld und Sääle! Aber weiß' ich auch a paar Trrricks, wo uns helfn zu behalten Geld und Sääle. Also, erklär' ich dir. Heer zu, is' net schwer. Fangsch einfach an und machsch Augen auf. Manchmal is' so simpl, dass ma drieber schtolpert. A Beispiel: Was frieher hat geheißn ›Arbeitsämter‹, heißt jetzt ›die ARGEN‹. No? Muss ich wohl nix mehr sagn dazu. Andere Beispiel: Weisch ja, hat heitzutags fast jeder sei Satellitenschissel. Hat also fast jeder sein ›Sat an‹. Merksch was? Auf fast jeden Dach sitzt SAT AN. No?! Musst nur schaun, dann siehsch, was is' los, und weisch, was g'schlagn hat die Glockn. Aber geb' ich zu, is' net immer so offensichtlich. Also, wenn du heerst scheene Wort und willst du wissen, was stäckt dahinter, kehrst es um oder nimmst Gägenteil, weil Gägenteil is' meistens Wahrheit. Also, wenn ich heer' ›Entsorgungspark‹, dreh' ich um erste Teil von Wort und les' ich rickwärts zweite Teil, ergibt es ›Sorrrgenkrap‹, also korräckte Ergebnis, wenn man buchstabiert hochdeitsch SORGENGRAB. No?! Oder wenn mir jemand erzählt von Wellness-PARADIES, denk' ich mir: ›Was stäckt da dahinter wohl fier PARASIT?‹ Und wenn ich lies', dass Wellness is' ungeheier nitzlich, dann frrrrag' ich mir, no, welche Ungeheier nitzt es? Garantier' ich dir, kannsch immer anwenden diese Mättode, und klappt sie fast immer; nur musst es net probiern mit dein Chef, weil kännte sein, is' er vielleicht net wirrrklich fesch.*«

Ein paar Hämmer aus der großen Wellness-Werbungs-Werkzeugkiste habe ich inzwischen ja schon vorgeführt. Erinnerst du dich? Noch nicht erwähnt habe ich die SPRACHE als Werkzeug; Verzeihung: als magisches Tool.

Nimm zum Beispiel das Wort *neu. Neu* ist immer gut. Neu ist ein Muss; denn *neu* klingt ganz von selbst nie veraltet, sondern immer wieder, nun ja, *neu.* Mit der Werbung: »*Hier bekommen Sie eine gute alte Massage*« kann man keinen Hund hinterm Ofen vorlocken. Ist doch klar, oder? Noch erlesener klingt *new.* Deshalb ja auch *New Age.* »*Neues Zeitalter*« klingt nicht halb so prächtig. Auf Englisch klingt sowieso alles immer viel fulminanter.

Vor dem Kauf von Wellnessprodukten solltest du dir daher stets die Mühe machen, die jeweilige Produkt- oder Angebotsbezeichnung in deine Muttersprache zu übersetzen; eingedeutscht klingt vieles so, wie es wirklich ist; falls deine Heimatsprache Französisch oder Chinesisch ist, musst du ausprobieren, ob eine Übersetzung ebenso erhellend ist.

Im übrigen ist es mit Wellness ähnlich wie mit dem Weihnachtsgeschäft.

»*Musst du nur schaun was die Leit' kaufen*«, sagt Frau Liba, »*dann weisch, was ihnen fehlt: Engel und Kerzen, warum, weil habn sie kein Bezug zu ihre Schutzengel, und fehlt ihnen die Erleuchterung! Und Sießwaren, weil is' ihr Leben sauer! Und Difte, weil stinkt ihnen ihr Job! Und Berge von Essen, weil sind sie hungrig – aber in der Sääle! Und kaufn die Weiber heilige Familie und Krippe mit Ochs und Esel, weil sehnen sie sich nach heiler Familie, weil habn sie alter Esel zuhaus' was sauft und bleede Kinder, die was Drogen nehmen!*«

Damit haben wir ein weiteres *Tool* entdeckt: SYMBOLE. Wirf den Leuten Symbole hin für das, was ihnen fehlt; setze sie im Verein mit der Sprache gekonnt ein; schließlich sind auch Worte nur Symbole. Wähle für deine Werbung also Worte wie: *Glücks- . . . , Harmonie- . . . , Entspannungs- . . .* das ist schon deine halbe Miete. Weitaus besser noch: *Harmony . . . , Relax . . .* oder Ähnliches. (Und, nicht vergessen: ohne *Power* geht gar nix mehr, nicht mal das *Relaxen*!) Wenn die von dir angebotene Methode dann noch »*wissenschaftlich*«. . . »*einzigartig*«. . . »*hocheffektiv*« oder »*geheim*« ist, dann rennen dir die Leute bald die Bude ein.

Geheime Gesundheitsrezepte, Das Glücksgeheimnis, Küchengeheimnisse, Schlafzimmergeheimnisse, Sexgeheimnisse, Geheimlehren aus Atlantis, Das Geheimnis finanziellen Erfolges … inzwischen gibt es so viele Geheimnisenthüllungsbücher, dass ich mich frage, ob es auf diesem Erdenrund überhaupt noch ein einziges unausgeplaudertes Geheimnis gibt.

Wie der Gelbwangen-Kakadu, die Asiatische Eibe, das Sprachgefühl und der Mann, der Frauen die Tür aufhält, so scheint auch das *Geheimnis* zu den bedrohten oder aussterbenden Arten zu gehören.

Aber zurück zum Geschäft; Entschuldigung (nein, *SORRY*) *Business.* Neueres, Harmonischeres und Geheimnisvolleres wird immer und überall angeboten; darum sei auf der Hut, auch wenn du noch so erfolgreich bist, und lerne beizeiten den Umgang mit dem Werkzeug KUNDENBINDUNG !

Die Kundenbindung beginnt mit der unverbindlichen und kostenlosen Beratung und hört beim *10er-Abo* oder *6-plus-1*-Angebot (sprich: »six-plass-wann«) noch lange nicht auf. Zum Einsatz kommen auch, immer noch, *Rabattkärtchen.* Als Kind war ich ganz wild darauf, die Marken einzukleben, deren Rückseite noch fader schmeckte als die von Briefmarken; wenn meine Landtante dann endlich ein Hundertmarkenheft voll hatte und es im entscheidenden Augenblick wiederfand, bekamen wir *Rabatt* im Dorfladen von Gimpersch Anna, und ich bekam dazu noch einen Lutscher. Inzwischen heißt so ein Ding *Bonuskarte;* oder, weit effektvoller – und überraschenderweise noch immer treudeutsch: *Treuepass.* (Zwar versucht die *Payback Card* neuerdings, dem Treuepass Konkurrenz zu machen, meine Rechtschreibprüfung jedoch will sie noch nicht kennen; das beruhigt mich.)

Immer griffbereit im Portemonnaie überall mit herumtragen, den Treuepass! Jeder Stempel bringt Treuepunkte! Sparen tust du nicht viel; de facto gar nichts, denn um ein bisschen was zu bekommen, musst du zuerst ganz viel ausgeben. Überdies wurde der großzügig gewährte Rabatt vorab auf die Preise draufgeschlagen, also hast du das, was du im nachhinein angeblich geschenkt bekommst, zuvor schon längst bezahlt. Eigentlich weiß das ja auch jedeR; deshalb gibt es auch kein Buch mit dem Titel »*Das Geheimnis der Treuekärtchen*«.

Also, was macht diese Kärtchen dann bloß so begehrenswert?

Als ich Frau Liba meine Vermutung mitteilte, dass auch hier der Zauber im WORT läge, gab sie mir Recht:

»*Frrrreilich!*«, sagte sie; und erklärte: »*Erschtens, wolln sie uns Weiber weismachn, dass Trrrreie zahlt sich aus und is' net umsonst! Und, zweitens: musst nur schaun: was is' a Pass? No? A Pass ist a Ausweis, mit dem du kannsch rrreisen in jede Land von deine Sehnsichte, zum Beischpiel in ersäähnte Land der Trrreie! Und, drittens, tätn viele Weiber rennen, misstn sie net einlösn Trrrreipunkte im G'schäft, sondern känntn sie einlösn bei ihr Ottokar oder Willibald! Wenn sie känntn kriegen finf Jahre Trrreue fier finfhundert Trrreiepunkte ... weiß ich, tätn die Weiber sammeln wie die Varrickten!*«

II. REISEN im AUFTRAG der WOHLFÜHLRELIGION

***********-plus, ein zerronnener ****-Frühlingstraum und griechischer Wein*

Der Treuepass bringt uns zum Thema REISEN. Einmal bekam ich das Angebot, als Yogalehrerin auf einem Kreuzfahrtschiff zum Nordkap zu reisen. Eifrig brachte ich meine Garderobe auf Vorderfrau. Immerhin handelte es sich um **********-plus. Mit edlem Schuhwerk war ich ohnehin bestens versorgt; endlich kamen die bunten Pierre-Cardin-Trittchen mal zum Einsatz, die ich im Sommerschlussverkauf vor x Jahren – bevor ich von den Ledergiften wusste – für fünfzig preis-spottende Mark ergattert hatte.

Schon beim ersten Bordfrühstück erhielt ich eine Wohlstandsinitiation. Elegant beamte* der Kellner das Tablett aus meinen Händen an einen freien Tisch am Panoramafenster.
Ich war sprachlos.

Und geradezu beklemmend vornehm war das *Europarestaurant*. Dort trug ein Kellnerballett, in ausgeklügelt choreographierten, synchronen Schrittfolgen über den roten Teppich tänzelnd, die abendlichen Gourmet-Gänge auf, nachdem einer aus der Truppe mir die Edeldamastserviette auf den Oberschenkeln ausgebreitet hatte, mit geschickter Hand und einer raffinierten Wurlwurftechnik, die verhindern sollte (und dies auch tat), dass der edle Stoff vom Schoß unter den Tisch rutschte; eine befremdlich intime Interaktion, mit der ich mich trotz ihrer Nützlichkeit (und trotz des rassigen Kellners) bis zum letzten Schiffstag nicht so recht anfreunden konnte.

Ein derartiges Kontrastprogramm zum normalen Leben könnte einen labilen Menschen leicht ins Schleudern bringen. Bleibt man bei Verstand, gewöhnt man sich verblüffend schnell an Luxusleben und Dienstboten. Ein Rätsel indes blieb ungelöst (sollte es sich hier etwa um eines der letzten unenthüllten Geheimnisse handeln?): Wann immer ich egal welche Schiffstoilette aufsuchte, das frei herabhängende Blättchen der Klopapierrolle war zu einem hübschen Dreieck gefaltet. An vierzehn Reisetagen habe ich niemals ein Endpapierchen einfach so ungestaltet in der Gegend rumhängen sehen – was die Vermutung nahelegt, dass auf dem Schiff Klopapiergestaltungsbeauftragte unterwegs waren (möglicherweise herbeigerufen durch ein beim Betätigen der Spülung ausgelöstes geheimes Alarmsignal), deren einzige

---

* Für »beamen« finde nun selbst ich beim besten Willen kein kongeniales deutsches Wort, bedeutet »beamen« doch laut Duden: ». . . *auflösen und an einem anderen Ort wieder Gestalt annehmen lassen*«. »Aus der Hand reißen« wäre in diesem Fall also wahrhaftig inadäquat.

Aufgabe es war, sofort nach Freiwerden einer Kabine eilends und ungesehen das flauschige Papier zu geometrisch exakten Dreiecken zu falten.

Und ich habe, ja selbst *ich* habe auf **********-plus niemals eine leere Klorollenhülse zu Gesicht bekommen. Damit ist **********-plus wohl der einzige Ort der Welt, an dem nicht *ich* die Klorollen wechseln musste; eine neue und unvergessliche Erfahrung.

(Und selbstverständlich gab es an diesem königlichen Ort stille Örtchen in mehr als ausreichender Anzahl.)

Auch sonst machte ich viele neue Erfahrungen. Bis dato ungeübt in der Sprache des Geldes, erlernte ich in kürzester Zeit die Steigerungsformen *reich, schwerreich, superreich und stinkreich*, und ich erlebte hautnah Komparativ und Superlativ von *Society (high, higher, highest)*.

Der Luxus war überwältigend. Mitunter beängstigend. Aber ich hatte Glück. Als *Wellnesstante* konnte ich mich – anders als die im Schiffshowbusiness tätigen AbendkünstlerInnen – ungeniert pretiosenfrei präsentieren (sogar ohne verräterische Uhr), und, umgeben von einer Aura meditativer Distanz, geschickt und unauffällig an allen gesellschaftlichen Klippen vorbei mogeln. Meine Yogastunden waren vielleicht die einzigen nicht überwachten Augenblicke der ganzen Reise, denn eine Cruise-Direktorin (kurz CD) mit allzeit akkurat sturmfester Frisur schlängelt sich nicht als *Krokodil* auf dem Boden, weder barfuß noch in Wollsocken (schon weil sie keine Zeit für so was hat).

Außer den sympathischen Mitreisenden, die bei mir *Pranayama* übten, wusste deshalb niemand so recht, was ich in der *Art Gallery* an Seetagen so treibe. Übrigens war es die CD, die mich als Wellnesstante bezeichnet hat. Ich stand zufällig hinter ihr, als sie es zu einem Philippiner sagte, der die Matten auslegen sollte. (Oh, diese Matten!)

Doch ich bekam auch Komplimente auf dieser Reise; das sinnreichste wurde mir von dem alten General a.D. Dr. Sowieso zuteil. Als ich ihm beim Kapitänsessen vorgestellt wurde (ich ihm; ich war ja nur die *Wellnesstante*, er der wahre Gast) – hob er die buschigen Brauen (soweit nach mehreren Liftings noch möglich) und meinte: »*Donnerwetter! Sie sind Yogalehrerin?!?! So hatte ich mir eine Yogalehrerin ja gar nicht vorgestellt!*« Ich lud ihn zum Sonnengebet ein. Er kam aber nicht.

Das Bordleben ist nicht ungefährlich. Wer die Luxusrolle zu lange spielt und die Seifenoper *Reich auf Reisen* für das wahre Leben hält, ist in Gefahr. So ein Gast, der beinah einen Herzanfall erlitt, weil sein *Baileys* falsch eingeschenkt war. Ja, solche Probleme gibt es auch auf dieser Welt – zu besichtigen für lumpige zehntausend Euro. (Ohne Balkon.) (Kann mir jemand sagen, wie man *Baileys* richtig einschenkt?)

Apropos Balkon: Nachts stand ich aufgeregt auf dem Balkon (!) meiner Suite (!) im biblischen Licht der Mitternachtssonne und pries den Himmel dafür, dieses archaische Panorama sehen und so viel weltlichen Luxus kennenlernen zu dürfen. Auch wenn dieser Luxus seine Schattenseiten hat.

Ich denke da zum Beispiel an die drei unteren Decks. Ziemlich schattenseitig. Die drei U-Decks haben keine Namen und tauchen auf keinem Schiffsplan auf, denn dort arbeitet und haust das anonyme Volk der (in der Mehrzahl philippinischen) Kreuzfahrt-Galeerensklaven. Wer sich der verdrängten Existenz der Underdog-Decks bewusst ist, kann sich den Baileys im Lidocafé auf dem sonnig-windstillen Hinterteil des Schiffes kaum noch ohne Gewissensbisse auf der Zunge zergehen lassen, egal wie perfekt er eingeschenkt wurde.

Doch ich war fest entschlossen, mir (anders als sonst) diesen Genuss nicht durch Bewusstheit vermiesen zu lassen. Schließlich hatte auch ich schon manchen unwiederbringlichen Sommer in einem dunklen und klammen Kellerbüro sklavisch vor dem PC verbracht; dass ich nun einmal faul in der Sonne lag, war nur ausgleichende Gerechtigkeit.

(Im übrigen durfte die Bordkünstlerschar sich ohnehin nur im *Lidobereich* aufhalten, wenn dort nichts los war, also vorrangig bei Regenwetter und Sturmstärken ab 8; und die *Havanna-Zigarren-Bar* durften wir gar nicht betreten, was ich jedoch leicht verschmerzen konnte. Nach Belieben ein- und ausgehen konnten jedoch alle Mitwirkenden bei jedem Wetter und zu den offiziellen Eintrittspreisen im *Beauty-Center* mit Friseur, Masseur und Kosmetikerin. Es gab auch eine Golfanlage (angesichts derer ich mich fragte, wie bekömmlich versprengte Golfbälle für kleine Haie sein mögen), sowie ein Fitness-Studio mit Laufband, schlecht geölten Kraftmaschinen ... und Matten. (Oh, diese Matten!)

Auf den immerhin zehn Etagen gab es alles. Nur keinen für Yoga geeigneten Raum. Das Fitness-Studio war zu eng, zu ungemütlich und zu zugig; die Bibliothek (geräumig und einladend) war für Leseratten und InternetbenutzerInnen reserviert, der Kindergarten den wenigen Passagieren unter fünfzig vorbehalten, und so wurde mir von der CD die nur abends geöffnete Bar als Arbeitsplatz zugewiesen. Schiffsbar-Yoga? Ich hatte schon anderes gemeistert. Aber inmitten der Trancereise, als mein Yogagrüppchen, hypnotisiert von meiner Stimme, dem entfernten Maschinenstampfen und dem sachten Wellenwiegen, sich immer *tiefer und tiefer* entspannte, begann der Barmixer, seine Cocktails zu mixen. Mit Eis. Und Verve. Fortissimo.

Als die CD mich fragte, ob alles in Ordnung sei, erbat ich nicht nur die Verlegung des Yogaunterrichts in die Kunstgalerie (was genehmigt wurde), sondern beging auch einen gravierenden Fehler. Es war am dritten Tag der Reise. Ich berichtete, naiv und wahrheitsgemäß, dass die Übungsmatten abgewetzt und zerlöchert seien; hilfsbereit teilte ich mit, wo es günstige, wetterbeständige, speziell für Reiseyogis geeignete Matten zu kaufen gäbe, die gegebenenfalls jeden Test durch gestrenge Schiffs-Sterne-Prüfer bestünden. Außerdem, Gott schütze mich, schlug ich vor, eine zweite tragbare Musikanlage anzuschaffen, nachdem mir tags zuvor der Schiffspfarrer das (einzige und ziemlich schäbige) Exemplar vor der Nase weggeschnappt hatte.

Die CD bat mich, diese »*sehr interessanten Vorschläge doch bitte schriftlich einzureichen*« – und zeigte mir, nachdem ich dies getan, drei Tage lang nur noch ihren eiskalten Rücken. Sie richtete erst wieder das Wort an mich, nachdem der Kapitän mit mir getanzt hatte. Integrität ist teuer. Naivität hat auch ihren Preis. Apropos »Preis« ... Geld? Ja. Doch. Sprechen wir darüber, auch wenn ich mich mit diesen Enthüllungen um jeden weiteren Luxusarbeitsurlaub schreibe. Ja, Ehrlichkeit hat einen hohen Preis; *Tageskünstler* auf Kreuzfahrtschiffen haben sozusagen keinen, denn sie bekommen keine Gage, auch nicht auf **********-plus, außer eventuell *prominente* Tageskünstler wie TV-Seelsorger oder berühmte Karmatherapeuten: aber auch das ist nicht sicher.

Als Arbeitsurlaub war die Reise äußerst günstig, abgesehen von den Getränken, die man selbst zahlen musste. Aber Wasser gab es gratis, und so fielen für mich nur Ausflugskosten an.

Und natürlich Trinkgelder. Grundsätzlich – und *theoretisch* – hatten Künstler und Tageskünstler Gast-Status. In der Praxis lautete das Gebot: »*Der Gast geht vor*«. Hieß: Die ungehobelten KünstlerInnen sollten den feinen Leuten nicht den letzten Hummer vor der Nase wegfressen. (Obwohl ich nicht glaube, dass es auf solchen Schiffen je einen letzten Hummer geben wird, solange es noch Hummer geben wird.) So weit, so gut. Problematisch wurde der unklare und wechselhafte Status der Mitwirkenden erst bei den Ausflügen.

Bei *Exkursionen* waren die *TageskünstlerInnen* zahlende Vollgäste, da gab es nichts zu deuteln. Wenn aber eben diese eine Rundfahrt ausgebucht ist und Fensterplätze im Bus Mangelware sind, kann man schlecht sagen: »*Lieber Herr Baron von Sowieso, ich habe für diesen Ausflug ebenso viel geblecht wie Sie und ich war zuerst da, also gehört dieser Fensterplatz mir!*« Unmöglich. Demutsvoll weicht man auf die Hinterachse aus und überlässt dem wirklichen, echten, wahren Gast-Gast lächelnd das Feld und das Fenster.

Außer den Matten und dem Tonwiedergabegerät war alles von sagenhafter Qualität, und außer Fensterplätzen auf Ausflügen gab es von allem Sagenhaften mehr als viel zu viel; und so kam es, dass sich bei der Morgenfitgymnasik, beim Qi-Gong oder beim Yoga kaum eine Handvoll Übungswilliger einfand. Die Funktion der Wellnesstanten und -onkels ist also hauptsächlich die von Aushängeschildern der Schifffahrtsgesellschaften (die auch nicht mehr so vertrauenswürdig erscheinen, seit sie mit drei f geschrieben werden). Ich hatte viel Zeit, alles zu genießen, und es war traumhaft. Vierzehn Tage lang sah ich mich morgens beim Aufwachen nur mit einem einzigen Problem konfrontiert, das da lautete: *Was ziehe ich heute an?* Abends gab es nur eine Frage, und zwar: *Welche Show besuche ich? (Und was ziehe ich an?)* Und tagsüber hatte ich nur die Qual der Wahl: *In welchem Restaurant speise ich mit wem? (Und was ziehe ich an?)*

Ach, die Restaurants! Die Büfetts! Wahre Kunstwerke! Eine Viktualien-Weltausstellung! Eine Gourmet-Expo! 120 Nouvelle-Cuisine-Vorspeisen, jede ein Unikat; 22 Chefsalate, ein Dutzend Meisterkoch-Suppen, 17 Brotsorten vom Feinsten, ungezählte Dessertkreationen; Marzipanmäuse, Minimatrosen aus Nougat und andere hinreißende Figürchen, alles in Hülle und Fülle auf zwanzig Meter langen, satinbedeckten, chiffonschleifenverzierten und bezaubernd dekorierten Tischen! Phänomenal.

Nach drei Tagen erkundigte ich mich im Lidocafé verstohlen, ob es auch Bratkartoffeln gäbe. Es gab. Auf **********-plus gibt es alles. Alles. Faszinierend. Anfangs. Nach fünf Tagen ist die Vorstellung, dass man *alles* haben kann, beunruhigend, nach zwölf Tagen übelerregend.

Und frag mich bitte nicht, was mit all den Essensresten passiert. (Die Haie können da kaum helfen, die kauen schon schwer genug an den Golfbällen.) Doch angesichts einer nach dem Dessert mitten auf dem Tisch platzierten Etagere, prall gefüllt mit den köstlichsten Pralinen aller Art, wirft man alle ökologischen und sonstigen Bedenken über Bord und greift genießerisch zu.

Indes, selbst das Alleshabenkönnen scheint manchen nicht genug zu sein. Eines Abends, als ich mir eben einen Champagnertrüffel auf der Zunge zergehen ließ, sah ich, wie einer der Gäste – ein Herr im Smoking – quer durch das ganze Restaurant Richtung Ausgang schritt, in der Hand eine Etagere, prall gefüllt mit den köstlichsten Pralinen aller Art. Mir stockte der Atem. Er trug sie wie eine Einkaufstasche. Alle sahen es. Keine Miene verzog sich. Nur Blicke, bar jeder Emotion, begleiteten Gast und Etagere Richtung Tür. Lächelnd wie immer und mit angedeuteter Verbeugung riss der livrierte Türöffner die Tür auf. Aber er sah; und sein Blick speicherte alles. Ob der Herr Gast den Pralinentrog bei der Abreise auf seiner Rechnung vorgefunden hat?

Tatsächlich scheinen Kreuzfahrtschiffe noch rätselhaften Stoff für Enthüllungsbücher und die letzten unergründeten Geheimnisse zu bieten. Und sie bieten Überraschungen – nicht nur kulinarische. In einem unbeobachteten Augenblick, im unüberschaubaren Getriebe der *Captain-Welfare-Show*, blieb ein junger Mann aus der Crew, der einige Ausflüge begleitet hatte, kurz neben mir stehen und fragte: »*Auf was für einem Weg sind Sie eigentlich?*« Ich sah ihn verdutzt an. »*Weißt du*«, sagte er sotto voce, »*ich hab' zuhause auch einen Altar, für das Kleine Volk …*« Während er schon weiterging, lächelten wir einander zu, im Wissen, dass die sanfte Verschwörung bereits überall stattfindet. Selbst auf Kreuzfahrtschiffen. Aus dieser Gewissheit schöpfe ich all meine Kraft, so gern ich auch an diese Reise zurückdenke. Ach, du Kristallglas-Riesenschale am Eingang des

Europarestaurants, bis zum hohen Goldrand gefüllt mit kandierten Ingwerstückchen ...

Andrerseits: wieder nach Hause zu kommen, in meinen ausgefransten Schlabberrock zu schlüpfen, und – ungewaschen, unfrisiert, ungeschminkt und unbeobachtet am Küchentisch lümmelnd – mir ein im Herd aufgewärmtes Tiefkühl-Knoblauchbaguette einzuverleiben, das hat mir ein schwer zu beschreibendes, beseligendes Gefühl von Freiheit vermittelt.

Bevor ich es (endgültig!) vergesse: Anders als vereinbart, musste ich die Transportkosten für meine kreuzfahrtobligatorisch zahlreichen Gepäckstücke am Ende doch aus eigener Tasche zahlen; auch Luxusreeder müssen sparen.

Und so trete ich vor meinen Altar für das Kleine Volk ...

Aus »*Frühlingstraum – Kreuzfahrt rund um Westeuropa*« (****) ist dann nichts geworden. Schade. Auch hier (bei einem anderen Veranstalter, dessen Banner allerdings nur vier Sterne zeigte) sollte ich als Yogalehrerin mitfahren, gratis, ohne Gehalt, alles wie gehabt. Na schön, nicht gänzlich gratis, wir wissen ja inzwischen, Trinkgelder, Getränke, Ausflüge und so schlagen ordentlich zu Buche. Immerhin: Gepäcktransportkosten würden übernommen. »*Sicher?*« – »*Sicher.*« – »*Gut!*«

Der Vertrag allerdings, den man mir dann zusandte, enthielt (neben anderen Merkwürdigkeiten, von denen am Telefon nicht die Rede gewesen war) eine Klausel, die dem Veranstalter (»*V*«) die Möglichkeit einräumte, »*dem Mitwirkenden*« auf der 14tägigen Kreuzfahrt »*... bei Nichtgefallen des Programms fristlos zu kündigen.*«*

Doch würde werundwarumauchimmer sein Missfallen verlauten lassen ... wie sähe der praktische Vollzug einer solchen Kündigung wohl aus?

Würde man mich an einem entlegenen Hafen Europas samt Gepäck aussetzen? Mich mit einer Pulle Baileys im Zodiac zu Wasser lassen? Den bissigen Haien zum Fraß vorwerfen? Ich bat höflich um Aufklärung (ohne diese Gedanken zu äußern). Indes, »*V*« wollte, so scheint es, das vertragliche Regelwerk nicht näher erläutern.

Ich habe nicht einmal eine Absage erhalten.

Und kenne Europa noch immer nicht.

Ob ich enttäuscht war? Klar. Auch verärgert. Und da Ärger ja eine Gemütsbewegung ist, die man sich als Mensch mit spirituellem Anspruch nur ungern zu- und eingesteht, rief ich Frau Liba an, um zu hören, wie sie sich in einem solchen Fall verhalten würde. »*Ach weisch*«, sagte die, »*denk' ich bei so was einfach an unsere Herrr Jäsus. Sagt ER: ›Wenn schlägt dich jemand auf eine Backe, musst ihm hinhaltn andere Backe‹. Und so mach' ich. Wenn mich jemand schlägt auf eine Backe, drrreh' ich mir um ... und halt' ihm hin andere Backe!*«

---

* Dass die umgekehrte Möglichkeit nicht bestand, versteht sich von selbst; oder?

Nicht nur auf Schiffen gibt es Wellnessjobs. Auch »*Wellness-Insel-Urlaub weltweit*« braucht qualifizierte Mitwirkende. »*Weltweit*« schien mir zwar für einen einzigen Urlaub recht hoch gegriffen, aber ein paar Wochen oder Monate auf einer Insel an türkisblauem Wasser zu verbringen war keine so schlechte Idee.

Der Anbieter galt als seriös. Ich bewarb mich und erhielt bald darauf einen Anruf.

»*Ihre Unterlagen haben einen ... Augenblickchen, das andere Telefon läutet ... äußerst ... schon wieder, Moment mal ... positiven Eindruck hinterlassen*«, so die geschäftige Zuständige. Und so reiste ich (nicht zum ersten Mal, und nicht zum ersten Mal auf eigene Kosten) quer durch Deutschland zum Vorstellungsgespräch. Das Angebot, drei Sommermonate auf einer griechischen Insel zu verbringen, kam unmittelbar nach meiner Rückkehr. Im Sommer würde es zwar ein bisschen heiß, erklärte mir meine Ansprechpartnerin (die auch diesmal zwischen zwei Telefonen wirbelte), aber (ich gebe hier eine Zusammenfassung des mehrfach unterbrochenen Gesprächs) bei der Terminvergabe für die klimatisch behaglicheren Wochen des Jahres würden langjährige Mitwirkende natürlich vorrangig berücksichtigt, dafür hätte ich doch Verständnis? Natürlich hatte ich dafür Verständnis.

»*Wunderbar! Dann ist ja alles klar!*« – »*Aber sollte man vorher nicht noch ...?*« – »*Den Vertrag schicken wir Ihnen dann per Post.*« – »*Vielleicht sollte man vorher aber doch noch ...*« – »*Sie können anbieten, was Sie wollen, wir setzen das dann in unser Programm.*« – »*Trotz allem sollte man aber vorher noch ...*« – »*Sie arbeiten auf eigene Rechnung; Reisekosten werden übernommen, Kost und Logis sind frei; wenn viele Gäste Ihr Angebot buchen, können Sie in drei Monaten bis zu 6000 Euro verdienen!!!*« ... Nicht schlecht, verglichen mit anderen Frauen- und Dienstleistungshonoraren.

Was aber, wenn die Sonne dann allzu sehr glühen, die wirtschaftliche Lage sich bis dahin (noch weiter) verschlechtert haben oder die potenzielle Wellnesskundschaft aus anderen Gründen wenig Reiselust verspüren sollte? Dann, so meine Überlegung, hätte ich zwar einen langen sonnigen Beinaheurlaub; nur würde ich die Miete am Heimatort ja auch während des Inselaufenthalts weiterzahlen müssen; auch durfte ich die hochprozentigen Abgaben an Finanzamt und Krankenkasse nicht vergessen, musste Rücklagen bilden für Fortbildungen, Krankheit, Alter und Branchenflauten und für allerlei andere professionelle Bestrebungen, natürliche Lebensereignisse und überraschendes Ungemach. Wie das eben so ist bei »Freien«. Ergo bat ich darum, eineN der langjährigen MitwirkendeN kontaktieren zu dürfen, um deren oder dessen Erfahrungen in meine Planungen einzubeziehen. Auch hatte ich noch paar Fragen nebensächlicher Natur: Bestand eine Haftpflichtversicherung? Gab es geeignete Unterrichtsräume?

Meine Ansprechpartnerin zeigte sich verständnisvoll und versprach, sich alsbald wieder mit Adressen von Kontaktpersonen und Antworten zu melden. Wir verabschiedeten uns herzlich voneinander. Einige Tage später erhielt ich eine kommentarlose Absage.

Wie ich darauf reagiert habe?
... No, hab' ich mir umgedrrreht und gemacht wie Frrrau Liba.

III. Kein VIER-STERNE-JOB in der WELLNESSBRANCHE

. . . doch eine Menge Erkenntnisse

Kaum hatte ich meine Bewerbung zur Post gebracht, da rief mich auch schon der Chef des **-Wellnesshotels an und belobigte meine Vita.** Und so reiste ich – schon wieder einmal, und schon wieder einmal auf eigene Kosten (und noch immer zu vertrauensselig) – ans andere Ende Deutschlands. (Die Zugfahrt hat mich zweihundertfünfzig Euro gekostet, mir aber andere ähnliche Torturen-Touren und die damit verbundenen Ausgaben erspart.) Die Empfangsdame des weit oben im Nordosten Deutschlands gelegenen *Aquadream* (oder so ähnlich) merkte mich sehr gern für eine Übernachtung vor. (Die Rechnung über neunzig Euro wurde mir unaufgefordert vor der Abreise präsentiert. Ich habe nicht aufbegehrt. Ich habe gezahlt. Ich will nicht immer aufbegehren.)

Zwischen Ankunft und Vorstellungstermin hatte ich noch zwei Stunden Zeit. Nach dreizehn Stunden Fahrt kehrte ich bärenhungrig im Ostsee-Restaurant *Napoli* auf einen Teller Spaghetti und einen Cappuccino ein – schmackhaft und günstig. Anschließend sah ich mich im *Beautybereich* um, der sich jedoch als stinknormales Kosmetikstudio mit integrierter Badewanne entpuppte; die Bude verdiente kaum einen halben Stern; gleichwohl war das *Bad der Nofretete** plakativ angepriesen und mit stolzen € 100,– auf der Preistafel ausgewiesen.

Auch der Fitnessraum (eine Ansammlung minderwertiger Kraftmaschinen auf wenigen Quadratmetern) – war keinen Pfifferling wert, geschweige denn ein Sternlein. Immerhin, im Zimmer gab es Fernseher, Minibar und ein paar Tourentipp-Broschüren.

Nach dieser ersten Inspektion suchte ich Mr. Boss auf. Erneut gab er mir zu verstehen, dass ich »*total die Richtige*« für sein Hotel sei, ja, die »*optimal Beste*« und erzählte dann frank und frei, wie marode sein Betrieb, wie hart der Konkurrenzdruck und wie brutalteuer es sei, mitzuhalten beim Wellnesswettkampf.

---

* Das Rezept? Man nehme eine Handvoll Rosenblüten, streue sie mit leichter Hand ins Wasser und träufle noch ein paar Tröpfchen Rosenöl dazu. Nicht das echte; das ist viel zu teuer; und welche Kundin kann schon unterscheiden zwischen naturreinem ätherischen Öl und Chemiemix? Arglose archaische Nasen sind auf Betrug nicht eingestellt. Man vermenge also Synthetikduft und die inzwischen schon matschigen Blütenblätter, füge Emulgator hinzu, Sahne zum Beispiel (milchige Flüssigkeit wirkt auf Frauen ja immer, aber das will ich hier nicht weiter ausführen) oder Honig, oder, praktischer, die Fertigemulsion aus dem hübschen Glasflakon. Dann lasse man die Kundin die Warmwasserwohltat genießen und halte anschließend das Handtuch hin und die Hand auf.

»Ich kann Ihnen sagen, Entspannung ist ein hartes Geschäft; da fällt mir ein, Sie können doch sicher auch Strandgym leiten?« – *»Klar.«* – *»Und ›Aquafun für Kids‹?«* – *»???«* – *»Na, auf die kleinen brüllenden Monster im Pool aufpassen, die mehr kosten als sie bringen!«*

Ich? Ich steige in jeden dreckigen Weiher, aber ich kann nicht mal mein Spiegelbild in einem Pool betrachten, ohne die Krätze zu kriegen. Seit meine Tochter das Seepferdchen-Abzeichen erschwommen hat, habe ich keinen Zeh mehr in Chlorwasser getaucht**; und seit lang zurückliegenden Kindergeburtstagsfeiern musste ich keine fröhlichen Kinderscharen mehr bändigen, schon gar nicht zu Wasser.

Ich hielt es für besser, das Thema zu wechseln. Ob ich denn mal den Yogaraum sehen könne? Mr. Boss blies den Rauch seiner inzwischen siebten Zigarette von mir weg und sah den Kringeln nach; er wich aus. Oder er wollte das Thema nicht wechseln. Das mit dem *Kiddy-Aquafun* sei überhaupt keine Sache; ich müsse ja nur aufpassen, dass die elenden kleinen Blagen nicht *ersöffen*. Ich gestand, über den Freischwimmer nie hinausgekommen zu sein. Er erwiderte, das sei kein Hinderungsgrund. Dann wies er seine Sekretärin an, den Fitnesstrainer ausfindig zu machen. (*»Mein Mann für alles!«*)

Der turnte alsbald ziemlich abgehetzt herbei, um mich dann atemlos, aber freundlich und geduldig über die ganze Anlage zu führen. Der Weg war weit. Viel Zeit für Plaudereien. Das Kerlchen war überlastet, völlig fertig; Tennis, Strandgym, Aquafit für Senioren, Anleitung beim Krafttraining, ach ja, und Kleinigkeiten wie Handtücher auswechseln und Poolputzen ... und kleine Extradienstleistungen nach Dienstschluss für kleine Extrataschengelder, nun ja, alles recht anstrengend. Er gab unumwunden zu, dass er dringend Verstärkung brauchte. (Tagsüber.)

Und der Yogaraum? *»Also ... die Nachfrage nach Yoga kam so plötzlich ... auf einmal wollten alle Leute Yoga, und deshalb, hm, na ja, wir haben uns gedacht, vorerst, die Disco wär' doch was, da ist ja nur zweimal in der Woche Tanzbetrieb, den Rest der Zeit steht sie leer, die reine Geldverschwendung, oder?«*

** Genau gesagt, seit dem Tag, an dem (nach ihrer dritten Schwimmstunde) meine Tochter mich gefragt hat: *»Gell, Mama, das Kloo-Wasser aus dem Schwimmbecken darf man nicht trinken?«*

Die Disco ... Panoramablick über menschenleeren Strand (verlockend) und über eisig kalte November-Ostsee-Meereswogen (weniger verlockend). In der Mitte des Rundraumes eine Bar mit den dazugehörigen Flaschen. (Schon wieder Bar-Yoga?) Aschenbecher (2006!) sah ich nicht, roch sie aber. Am Rande des Rundes gab es Sitzgelegenheiten; dazwischen sah man abgewetzten Holzboden als Tanz- (alternativ Liege-) Gelegenheit; die Hygienediskussion stellte ich fürs erste hintan; Matten sah ich keine, meinte aber, sie zu riechen. Die Akustik war gnadenlos.

Der gestresste Trainer geleitete mich zurück zum Chef. Ich zeigte mich erneut begeistert von seinem Hotel mit *Wasserbereich, Beautybereich, Fitnessbereich* und all den anderen vielen bereichernden Bereichen. Nach und nach rückte er mit den Details des angedachten Arbeitsvertrages raus. Vierzig Stunden Wochenarbeitszeit, eine Mahlzeit pro Tag im Hotel gegen Abzug eines nur geringen Betrages vom Lohn. Wohnen? Außerhalb der Hotelanlage. Auf eigene Kosten? – »*Ja was denn sonst! Ach so, ja, und ein Auto brauchen Sie natürlich auch; unbedingt.*« (Ja was denn sonst, das Hotel lag am Arsch der Welt.)

Mein Führerschein ist dreißig Jahre alt, und ich habe in dieser Zeit zum Segen aller kein Auto gelenkt. Trotzdem konnte ich es mir nicht verkneifen, treuherzig nach einem Firmenwagen zu fragen. Mr. Boss lachte und hustete heftig. »*Haha, nein, also!! Sonst noch was?!*« Nachdem er fertiggehustet hatte, unterbreitete er mir endlich auch sein finanzielles Angebot. »*Wir haben uns gedacht, monatlich so 1000 Euro ...*«
(Brutto. Klar, oder?)

Diese Geschichte ist kein Phantasieprodukt, kein Zufall und keine bedauerliche Ausnahme. Sie ist branchentypisch. Am Wellnessboom verdienen sich einige wenige ungeheuer Schlaue oder schlaue Ungeheuer goldene Nasen. Diejenigen, die ihnen bienenfleißig zuarbeiten, werden nach Strich und Faden ausgenutzt, über den Tisch gezogen, übers Ohr gehauen, betrogen, beschissen und geneppt. Wie die Kundschaft. Nicht überall. Nicht immer. Aber immer öfter.

Das nenne ich WELLNEPP.

Statt eines Nachworts
»WERDEN SIE EXPERTE!«

Dazu aus dem Prospekt der vielbeworbenen Beratungsinstitution, bei der Mikosch Mikuschinski tätig war, der für mich hellsah. (Orthographie und Fettdruck original. Suche die Fehler.)

»Geld verdienen bei XXX . . .
Wir sind fest davon überzeugt, dass **JEDER MENSCH EINZIGARTIGE KENNTNISSE UND FÄHIGKEITEN BESITZT, DIE ER ANDEREN ZUR VERFÜGUNG STELLEN SOLLTE.**
Nutzen Sie diese einmalige Chance, mit Ihrem Wissen anderen Menschen zu helfen und gleichzeitig Geld zu verdienen!
WERDEN SIE EXPERTE.
Und so einfach geht's:
Erstellen Sie ein Angebot in unserem XXX-Verzeichnis, dem Sie auch die Honorarsätze entnehmen können, die sich danach richten, wie oft und wie lange Sie telefonisch zur Verfügung stehen.
GEBEN SIE AN, AUF WELCHEM GEBIET SIE SICH AUSKENNEN.
Erstellen Sie uns Ihr Angebot. Senden Sie dann ein Foto von Ihnen an
XXX ((hier folgt die Mailadresse))
NACH EINER KURZEN PRÜFUNG durch XXX (1-2 Tage) WERDEN SIE ZUR BERATUNG FREI GESCHALTEN.«

So einfach ist das.
Es ist wirklich so einfach.

»*Siehsch*«, sagt Frau Liba.
»*Und dann kannsch verkaufn Wellness-Quark fier hunderttausend Ääro.*«

PROTOKOLL EINER AUSBILDUNG

Tag eins, ein heißer Sommertag ...

... war noch relativ unauffällig. Vier Frauen hatten sich versammelt, um sich theoretisch und praktisch in *Step one* der bereits erwähnten *Six-Step*-Methode unterweisen zu lassen, nennen wir sie einfach *Beep-beep-beep.*

Die Zusammenkunft im *Aus-, Fort- und Weiterbildungszentrum für Beep-beep-beep* begann mit der ... rate, richtig, Vorstellungsrunde.

Eine Kosmetikerin, eine Kinesiologin, eine Chi-Maschinen-Vertreterin (»*Nur die echten für 350 Euro!*«) und meine Wenigkeit tauschten sich über berufliche Erfahrungen und augenblickliche Befindlichkeiten aus. Für den sechstägigen Kurs habe ich (in Buchstaben) siebenhundertfünfzig Euro hingeblättert. Ich war blöd. Blödblöd. Ich hätte es vorher merken können. Merken müssen. Ich war *beep, beep, beep.*

Laut Programm basierte die Behandlung auf der *Stimulation* der nicht etwa nur am Kopf, sondern *im Kopfbereich* befindlichen Meridiane, zwecks *Deblockierung Energetisierung Ausbalancierung* und so weiter. Im Script gab es eine vage Skizze: Menschengesicht zweidimensional mit Linien. Diese Linien malten wir bunt an. Das dauerte eine Stunde. Dazu gab es Kaffee und meine Lieblingskekse.

Dann begaben sich alle in den angrenzenden Raum, in dem zwei auf unterschiedliche Art unbequeme Liegen standen. Dort erfolgte eine *Kurzdemonstration* des Behandlungsablaufs, durchgeführt von der Kursleiterin, im folgenden KL genannt. Danach sollten die Teilnehmerinnen sich gegenseitig behandeln. Auf meinen Einwand, wir wüssten ja noch gar nicht, wo die Meridiane genau verlaufen und hätten keinen blassen Schimmer von der im Programm erwähnten *speziellen Technik* (etc.), erwiderte KL, bevor sie dann das Zimmer verließ, das Wichtigste an der ganzen Methode sei *Intuition.* Nun hatte ich zwar kein Intuitions-Seminar gebucht, aber ich wollte nicht anecken, und so schwieg ich, wurstelte meiner passiven Partnerin intuitiv und unsystematisch auf dem Kopf herum und ließ mich dann auch von ihr ähnlich ungezielt am Kopf kraulen, was den Tag auf angenehme Art ausklingen ließ und mich am Feierabend zu faul zum weiteren Nachdenken machte.

Tag zwei. Ein heißer Sommertag.

(Ich erwähne die heißen Sommertage, weil das noch eine Rolle spielen wird. Wir trugen Sandalen und fleezten verschwitzt und mit dreckigen Füßen auf den Laken.)

Befindlichkeitsrunde. Einige fühlen sich *total relaxed*, andere unheimlich *energiegeladen*, und alle erfreuen sich der *coolen Harmonie*. KL betont, ein so hohes Niveau wie bei diesem Kurs noch nie erlebt zu haben. Kaffeepause mit Studentenfutter und meinen Lieblingskeksen. Die Teilnehmerinnen (im Folgenden »TN«) lesen reihum aus dem Script vor. KL ist anwesend, hört zu und nickt. Mittagspause.

Danach: Für den nächsten Morgen wird eine *Behandlung am Modell anberaumt*. Ich möchte vorher Näheres über Meridianverläufe, Behandlungsablauf und -wirkungen sowie die ominöse *spezifische Technik* erfahren. Hierzu KL: »*Die Energie folgt der Absicht.*« Und: »*Meinst du wirklich, der Kunde merkt, wenn da was nicht stimmt?*«

Dann: Zweiergruppe A behandelt Zweiergruppe B ganz intuitiv, KL ist abwesend. Kaffee- und Zigaretten- (für mich: Kekspause). Zweiergruppe B behandelt Zweiergruppe A ganz intuitiv, KL ist abwesend.

Kurstag-Ende.

Tag drei. Ein heißer Sommertag.

Zweiergruppe A führt plan- und ratlos die Behandlung am Modell durch. KL ist abwesend. Rauch- und Kaffeepause mit Trauben und meinen Lieblingskeksen. Anschließend: dreistündige Mittagspause für Zweiergruppe A, während Zweiergruppe B intuitiv die Behandlung am Modell durchführt. KL ist abwesend. Die Kosmetik-Kollegin, eine gestandene Mittvierzigerin, gibt beim gemeinsamen Mittagessen preis, was sie bedrückt. Was den

Behandlungsablauf beträfe, blicke sie ja »*überhaupt noch nicht durch. Und irgendwie find' ich das ja nicht so lecker, dass wir da über die nackten Käsfüß' drüberstreichen und dann anschließend zum Gesicht gehen.*«

Wie schön. Hatte mich schon gefragt, ob noch jemand außer mir das eklig findet. Fühle mich bestärkt. Aber nicht lange.

Der Nachmittag ist *mediativ* gestaltet. Doch keine *Mediation*, sondern eine *Meditation* steht auf dem Plan.

Ob KL dabei war, weiß ich nicht, ich zog es vor, bis unter die nächste Eisenbahnbrücke zu rolltraben und dort einen Wutschrei loszulassen. Dann trabte ich nach Hause und dachte nach.

Zu später Stunde dann erbitte ich per Fax die Einhaltung des Kursprogramms, insbesondere die Vermittlung anatomischer Kenntnisse (z.B. der Meridianverläufe) und die Anwesenheit der KL bei den Behandlungen. Nachts lese ich noch im Script.

»*Die physischen als auch die nichtphysischen Botschaften mit Achtsamkeit wahrzunehmen und zwischen beiden Reaktionen unterscheiden zu können, ist ein Teil der Fähigkeit, die durch die Beep-beep-beep-Methode bei den Klienten und dem Practitioner gefördert werden.*«

(Aufgabe für die Leserschaft: Entdecke die Fehler als auch den Sinn!)

Tag vier. Ein heißer Sommertag.

Am Morgen des vierten Kurstages gehe ich mit lang ausgestrecktem steifem Arm auf KL zu. Eine »*physische Botschaft*«, die deutlich macht: »*Ich will dir lediglich wohlerzogen die Hand schütteln.*« Vergebens. KL drückt mich an ihr Herz. Da die Modelle anwesend sind, kann ich KL schlecht zurückstoßen, ich habe ja Manieren gelernt.

Dann: Zweiergruppe A. führt eine Behandlung am Modell durch. KL ist abwesend. Kaffeepause mit Schokoriegeln und meinen Lieblingskeksen. (Wenigstens etwas, wofür dieser Kurs gut ist.) Weiter: gegenseitige Behandlung. Ich zunächst in der passiven Rolle der zu Behandelnden. KL will den Raum verlassen. Ich fordere sie auf, zu bleiben. Sie will gern bleiben, aber nur »*wenn es die anderen nicht stört?!*« Es stört nicht und sie darf bleiben.

Nach der Mittagspause verteilt die Kosmetikerin Knoblauchbrote. Mit dem Hinweis auf die bevorstehenden Behandlungen lehne ich dankend ab. KL greift dankend zu und verteilt ihrerseits ein paar Infoblätter mit (medizinbuchwürdigen und leicht nach Knoblauch duftenden) Abbildungen der Meridiane (»*Extra für Sie!*«) (also für mich), die wir bunt anmalen. Das dauert eine Stunde. Danach lesen wir uns gegenseitig aus dem Script vor. KL ist anwesend, hört zu und nickt. Dann lässt sie sich zu einer (nochmaligen) Demonstration der Behandlung herab (»*Extra für Sie!*«). Mir fällt Widersprüchliches auf und ich weise darauf hin. KL zeigt sich genervt.

Ich schlage vor, gegen Rückzahlung der Kursgebühr von der Bildfläche zu verschwinden, was KL geflissentlich überhört. Doch als ich zum zweiten Mal den *Dtv-Atlas der Akupunktur* erwähne, mit dem ich mich in diesen Tagen mental über Wasser halte, bellt sie: »*Nun lass doch endlich mal den Akupunktur-Atlas außen vor!*« Und: »*Wenn du das genauer wissen willst, musst du Step two besuchen.*« Und: »*Muskel- und Knochennamen wirst du hier von mir nicht hören.*«

Dann, beim Stichwort *Intuition* kann ich nicht mehr an mich halten und sage, was ich denke, nämlich: Wenn die Intuition der KL so großartig sei wie behauptet, dann hätte sie bei der Begrüßung ja wohl ganz intuitiv merken müssen, dass ich sie nicht hätte umarmen wollen, sondern ganz im Gegenteil.

Verschärfte Befindlichkeitsrunde. Die Chi-Maschinen-Vertreterin findet es »*total beschissen, dass die schöne Harmonie im Eimer ist*«. Ich erwidere, die Grundlage von Harmonie sei für mich Aufrichtigkeit und falscher Frieden fauler Frieden. Darauf sagt die Chi-Maschinen-Vertreterin, sie habe die Schnauze voll, ich könne sie mal (KL stellt sich an dieser Stelle taub), und sie wolle nach Hause gehen.

KL zeigt Verständnis und die Chi-Maschinen-Vertreterin geht nach Hause, wiewohl als nächstes *gegenseitige Behandlung* dran gewesen wäre und ich sie hätte behandeln sollen. KL bietet mir an, stattdessen sie, die KL, zu behandeln. (Sie hatte vorher schon mal fallen lassen, dass sie sich in jedem Kurs »*gern auch mal hinlege*«,da sie ja »*schließlich auch was davon haben*« wolle.) (Auch ihr Sohn wollte offenbar was davon haben, denn auch der stand mehrfach als Modell zur Verfügung.) Ich behandle also KL. KL genießt und schlummert dabei ein und die erhoffte Kritik bleibt aus.

In der schlaflosen Nacht nach diesem ereignisreichen Tag sage ich die für den nächsten Morgen anstehende *Behandlung am Modell* per Fax ab (nicht aber den sonstigen Unterricht) und lege die Gründe dafür dar. Ich wollte KL keine zweite Behandlung schenken, denn sie hatte bereits angekündigt, sich »*selbst nochmal selbst als Modell hinzulegen*«.

Ich wollte nicht auf Laken liegen, die schon seit Tagen auf den Liegen lagen. Ich wollte keine dreckigen Käsfüß' mehr ausstreichen, ohne mir danach die Hände zu waschen. Ich wollte nicht mehr Anordnungen folgen, die da lauteten: »*Keinesfalls die Hände waschen!*«, »*Nicht aus dem Energiefeld des Kunden treten, um die Hände zu waschen!*« und »*Nicht die Hände nach dem Fußausstreichen waschen, denn der Kunde darf sich nicht zurückgewiesen und abgelehnt, sondern soll sich willkommen geheißen fühlen!*«

Eigentlich wollte ich gar nicht mehr. Doch da ich nun schon einmal so viele Scheinchen hingeblättert hatte, wollte ich wenigstens mein Zertifikat. Also trat ich auch am fünften Kurstag zum Unterricht an.

Tag fünf. Ein heißer Sommertag.

Noch bevor ich *Guten Morgen* sagen kann, geht KL auf mich los. Ich sei hier »*fehl am Platz*« und »*völlig ungeeignet*« für *Beep-beep-beep*. Sie bittet mich, »*zwecks Rücküberweisung der Kursgebühr*« (na immerhin!) Vor- und Nachnamen und meine Bankverbindung auf der Rückseite eines Zettels zu notieren, den sie mir in die Hand drückt, und der sich bei Betrachtung der Vorderseite als Quittung über Rückzahlung der Kursgebühr entpuppt. Als ich die Worte »*Quittung*« und »*erhalten*« eliminiere, empört sich KL: »*Ja wo sind wir denn?*«, was soviel heißen soll wie »*Hast du etwa kein Vertrauen zu mir?!*« (Ich bleibe die Antwort schuldig und greife unwiderruflich ein letztes Mal in die Keks-Schale.) (Du hast recht gelesen. Mit meinem Namenszug auf der Rückseite des Zettels hätte ich die Rückzahlung der gesamten Kursgebühr an mich als bar getätigt bestätigt.)

Ja, wahrhaftig, wo sind wir denn? In einem seriösen Institut? Offenbar nicht. Lediglich ein Drittel der Kursgebühr wurde mir später erstattet, und auch das nur nach längeren Querelen. Rein juristisch hat man bei solchem Wellnepp schlechte Chancen. Keine Anwältin (geschweige denn ein Anwalt) ist scharf auf einen Job mit einem Streitwert von kaum fünfhundert Euro. Und: Sähe das Gericht meine Mängelrüge als berechtigt an, so könnte ich mein Geld zurückverlangen; käme es jedoch zu dem Schluss, dass ich nicht *Kritik geübt*, sondern den Unterricht gestört hätte, so wäre der Rausschmiss kein Rausschmiss, sondern eine berechtigte *fristlose Kündigung wegen Störung des Unterrichts*. Und Gerichte ... sagen wir mal so: meist fährt man besser ohne sie.

Das Gesundheitsamt zeigte sich nur mäßig interessiert an meinen Schilderungen. »*Kunden, die wo sich dreckige Handtücher gefallen lassen, die sind doch ganz allein selbst schuld!*«

Ich war empört und erstattete auch der Handwerkskammer Bericht. »*Interessieren tät' uns das schon und Sie können uns das auch gern mal schriftlich schreiben, aber tun können wir nichts, weil das ist ja keine staatlich anerkannte Ausbildung und deshalb können wir halt nichts tun, obzwar uns das schon interessieren tät'.*«

So wurde ich mein Geld los. Und *Beep-beep-beep* darf ich nun mangels Zertifikat nicht anbieten, da die Methode ja (angeblich) geschützt ist. Macht aber nichts. Biete ich eben *Happy Face* an. Ist auch eine Gesichts- und Kopfbehandlung, aber eine ganz eine andere, gell! Dabei behandle, *stimuliere, deblockiere und energetisiere* ich ..., nein, nicht die *Meridiane*, sondern die *Nervenenden*, von denen es ja so viele gibt am Kopf und im Gesicht. Dass ich dabei auch ein paar Meridiane streife, lässt sich nicht vermeiden, denn auch von denen gibt es am Kopf und im Gesicht ja so viele. Aber wo genau die verlaufen, ehrlich, habe ich nicht gelernt, und deshalb ist es nachweislich purer Zufall, falls ich mal einen erwische.

Und schließlich, ein Lieblingssatz der KL lautet ja: »*Alles, was ist, darf sein!*« Also wird sie nichts dagegen haben.

Ihre Einnahmen? Neunzig Euro pro Stunde. Auch bei Abwesenheit.

Warum die drei anderen TN trotz anfänglich geäußerter Unzufriedenheit verstummten und schließlich gegen mich Partei ergriffen?

Das folgende Erklärungsmodell stammt nicht von mir. Das Motiv könnte gelautet haben:

»*Alles wurscht, Hauptsache wir haben ein Zertifikat, mit dem sich Kohle machen lässt!*«

Aber wie wir inzwischen wissen, braucht man ja noch nicht einmal ein Zertifikat.

Glossar

AFFIRMATIONEN: Autosuggestiv eingesetzte, positiv formulierte Glaubenssätze (z.B. »Es geht mir von Tag zu Tag in jeder Hinsicht immer besser und besser«), die destruktive Gedankenmuster ersetzen sollen und Lebensereignisse günstig beeinflussen. (Manchmal klappt's.)

ALTA-MAJOR-THERAPIE: Diese von Divo Helche Köppen-Weber entwickelte Methode soll zur Verbesserung der Körperhaltung beitragen und zu einem erfüllteren Leben verhelfen. Zentrale Aussage: »Wir sind aufrecht gemeint.«

AROMATHERAPIE: Der gezielte Einsatz von ätherischen Ölen und Räucherstoffen; war schon im alten Ägypten bekannt.

ASANA: Hier: Körperstellung beim Hatha-Yoga.

ASTEROID: Planetenähnliches kleines Objekt.

ASTROLOGIE: Sterndeutung; die Deutung von Erden- und Menschenschicksal aus der Stellung der Gestirne; nicht zu verwechseln mit Astronomie, der Stern- und Himmelskunde als Naturwissenschaft. ⇒ HOROSKOP

ASZENDENT: Im Geburtshoroskop (⇒ ASTROLOGIE) den Grad des Tierkreises, der »grad« zur Geburt am östlichen Horizont erscheint. Hier: »Ständiger Begleiter«.

ATEMTHERAPIE: Hier: Selbsterfahrungsmethode(n), bei der (oder denen) verschiedene Atemtechniken eingesetzt werden.

AURA: Energiekörper des Menschen, der den physischen Körper wie eine Wolke aus farbigem Licht umgibt. Einigen Lehren zufolge besteht die Aura aus sieben Schichten, die den Hauptchakren (⇒ CHAKRA) entsprechen.

AZOFARBSTOFFE: Synthetische Farbstoffe zur Färbung von Klamotten, Schuhen, Kosmetik, Schmuck, Lebensmitteln u.a.; die Unschädlichkeit solcher Gifte wird jedoch (durch kontrollierte Unterschreitung tödlicher Grenzwerte, für die sorgfältigst gesorgt wird) garantiert garantiert.

BACH-BLÜTEN: Auszüge von Blüten- und Pflanzenteilen, die bestimmten Befindlichkeiten und körperlichen Symptomen zugeordnet werden. Die RESCUE- oder NOTFALLTROPFEN z.B. sind eine Kombination für kleine und große Schockzustände. Die Bach-Blüten-Therapie wurde in den 1930er Jahren von dem britischen Arzt Dr. Edward Bach entwickelt.

BECKENBODEN: Der bindegewebig-muskulöse Boden der Beckenhöhle bei Mann und Frau, der die Unterleibsorgane stützt und schützt. Von Frau Liba definiert als »erste Etasch, wo is' zum Lieben andere Geschlächt.« BECKENBODENGYMNASTIK: Verschiedene Trainingsmethoden zur Stärkung der Beckenbodenmuskulatur; dazu zählt auch die HOCKERGYMNASTIK nach Susanne Kitchenham-Pec.

BEUTELTEUFEL, auch Tasmanischer Teufel: Größter lebender Vertreter aus der Familie der Raubbeutler; er steht unter Schutz und lebt (nur noch) in Tasmanien.

BIOENERGETIK: Begründer Alexander Lowen (Psychotherapeut, *1910). Bioenergetische Übungen werden z.B. zur Freisetzung blockierter Energien eingesetzt.

BIOFEEDBACK: Methode, mit der biologische Vorgänge – meist mit elektronischen Hilfsmitteln - bewusst(er) gemacht werden können; wird u.a. zur Entspannung und bei eingeschränkter Muskelfunktion eingesetzt.

BIRCHER-BENNER, Maximilian Oskar: Pionier der Vollwertkost, Arzt und Ernährungswissenschaftler; entwickelte um 1900 das bekannte Birchermüsli.

BLAGEN (Singular: das Blag, die Blage): Bälger, Fratzen, ungezogene Kinder, Plagegeister, Nervensägen.

CHAKRA, das (Sanskrit »Rad«): Zentrum feinstofflicher Energien. Im Kundalini-Yoga gibt es sieben Haupt-Chakren (oder -Chakras), die zwischen Steißbein (»Wurzelchakra«) und Scheitelpunkt (»Scheitelchakra«) an der Wirbelsäule liegen.

CHANNELING: Kommunikation eines ⇒ MEDIUMs mit Engeln, spirituellen Meistern, Verstorbenen oder Geistwesen.

CHI-MASCHINE: »Schwingtrainer«; Fitness- und Entspannungsgerät, das den (liegenden) Körper in rhythmische Schwingungsbewegung versetzt.

CHIROPRAKTIK: Behandlungsmethode zur Berichtigung von Gelenk-Fehlstellungen (besonders an der Wirbelsäule).

CLARK, Dr. Hulda R. Clark (*1934) betrachtet Umweltgifte, Parasiten und Schwermetalle als Ursache zahlreicher Krankheiten. Die CLARK-THERAPIE beinhaltet die Sanierung von Haus, Zähnen und Körper (insbesondere des Darms) und die Einnahme bestimmter Kräuter zur Abtötung von Parasiten. (Da »Parasitenkur« aber in meinen Ohren sehr parasitenfreundlich klingt, sage ich dazu »Anti-Parasitenkur«.)

COACHING: Individuelle Beratung durch einen Profi (»Coach«) in beruflichem Kontext.

CRANIOSACRAL-THERAPIE: Manuelle Behandlungsform, die sich aus der ⇒ OSTEOPATHIE entwickelt hat.

CRUELLA de VIL: Bösböse Hexe aus ... na ? Stichwort : 101 schwarzweiß gefleckte Hunde. (Ein bisschen Kreuzworträtsel muss sein.)

CYBERSEX, auch »Computersex« : Neue (aber wohl kaum bessere) Form der Sexualität im Zusammenhang mit einschlägigen Angeboten im Internet.

ERLEUCHTUNG: Erkennen der Wahrheit; höchster Bewusstseinszustand des Menschen, spirituelles Erwachen, bei dem u.a. die Vorstellung von einem getrennten »Ich« sich auflöst. Der spirituelle Lehrer Samarpan, nach seinem Erleuchtungserlebnis befragt, gab zur Antwort, es habe darin bestanden, zu erkennen, dass es niemanden gäbe, der erleuchtet oder nicht erleuchtet sein könne. Meister Mario Mantese sagte: »ER leuchtet, nicht ich leuchte.« Buddha empfahl: »Sei dir selbst ein Licht, das dich erleuchtet!«, und Osho setzte hinzu: »Sei dir selbst ein Witz, der dich erheitert.« Frau Liba nennt es »Erleuchterung«.

ERNÄHRUNG NACH DEN 5 ELEMENTEN: Bestandteil der Traditionellen Chinesischen Medizin (TCM) mit individuellen Ernährungsempfehlungen. Der Name geht auf die fünf Elemente Holz, Feuer, Erde, Metall und Wasser zurück, die den Geschmacksrichtungen sauer, bitter, süß, scharf und salzig entsprechen. Die Lebensmittel werden außerdem eingestuft nach ihrer thermischen Wirkung in heiß, warm, neutral, erfrischend und kalt.

DHAMMAPADDA: Sammlung von Worten des Buddha, »Worte der Weisheit«.

DORN-THERAPIE: Manuelle Methode zur Heilung verschiedener Beschwerden durch Behebung von Fehlstellungen der Wirbelsäule und des Beckens, entwickelt um 1975 von Dieter Dorn.

ENCOUNTER: Bestimmte Formen oft sehr dynamischer Gruppentherapie. Zentren der Encounter-Bewegung waren bzw. sind z.B. das Esalen-Institut in Kalifornien und der Shree Rajneesh Ashram in Pune (jetzt Osho Meditation Resort).

ENGEL: Kennst du deinen, einen oder keinen?

ENERGIEKÖRPER ⇒ AURA

ESOTERIK: Geheimlehre(n); unterschiedliche spirituelle Lehren abseits von organisierten Religionen und Konfessionen. ⇒ NEW AGE.

FACEBUILDING: Methode zum Training der Gesichtsmuskulatur.

FARB- und STILBERATUNG: Modeberatungskonzept, bei dem die KundInnen in unterschiedliche Farb- und Stiltypen eingeteilt werden, wobei die Farbtypen nach den Jahreszeiten benannt sind (z.B. »Frühlingstyp«).

FEINSTOFFLICHE ENERGIEN: Unsichtbare, immaterielle Lebenskraft, auch bekannt als Chi (China), Ki (Japan) oder ⇒ PRANA (Indien).

FELDENKRAIS-METHODE: Körperorientierte Methode; bewusstseinserweiterndes Übungssystem, das sich mit den Bewegungsmustern des Körpers beschäftigt; begründet von Moshé Feldenkrais (1904 – 1984).

FENG SHUI: Aus China stammendes System, das der Harmonisierung von Bauvorhaben und Wohnräumen dient.

GEOMANTIE (in etwa: »Gespür für die Erde«): Die Kunst, harmonische Plätze in Raum und Landschaft zu erkennen und in Einklang mit dem Menschen zu gestalten, ähnlich dem chinesischen ⇒ FENG SHUI. Auch: die Kunst der Erdheilung.

GESPRÄCHSTHERAPIE: Psychotherapie, bei der das Gespräch im Vordergrund steht.

GITTERNETZE ⇒ RADIÄSTHESIE

GSCHAMIG: Bairisch und netter für »schamhaft«, »verlegen«, »geniert«.

GURU, der (Sanskrit; eine Übersetzung lautet: »Dunkelheitsvertreiber«): Spiritueller Lehrer. (Für weibliche Gurus, die es ja auch gibt, hat die Hexe/Autorin Luisa Francia das Wort »Gura« erfunden.)

HEDONISTISCH: Das Wort kommt von HEDONISMUS, der altgriechischen Lehre, der zufolge Lust und Genuss das Beste am Leben ist. Klingt verdächtig nach »Spaßgesellschaft«, hatte aber wohl doch etwas mehr philosophischen Tiefgang.

HEILPRAKTIKER: (kurz HP), geschützte Tätigkeitsbezeichnung für Personen, die nach dem Deutschen Heilpraktikergesetz die Heilkunde auszuüben berechtigt sind, ohne über eine Ärztliche Approbation zu verfügen.

HELLSEHEN, HELLSICHTIGKEIT: Fähigkeit zur außersinnlichen Wahrnehmung. Wer's kann, ist HellseherIn, HellsichtigeR oder Medium; ein berühmter Seher war z.B. Edgar Cayce (1877 – 1945). s.a. ⇒ WAHRSAGEN

HEXE: Hagazussa, »Zaunreiterin«. Im Mittelalter: weise Frau, Hebamme, Krankenschwester, Priesterin, Kräuterkundige und Heilerin – zu Millionen systematisch gefoltert und ermordet. Moderne Hexen knüpfen an die Naturreligion ihrer Vorgängerinnen an und graben uraltes weibliches Wissen wieder aus (und manchmal auch neuen Unsinn).

HOCKERGYMNASTIK ⇒ BECKENBODENGYMNASTIK

HÖHERES SELBST: In etwa zu definieren als der Anteil eines Menschen, der mit der überpersönlichen Ebene verlinkt ist (der weiseste Anteil also.) Die »innere Stimme« ist Ausdruck des Höheren Selbst (... wenn das, was man hört, auch tatsächlich die innere Stimme ist).

HÖRSTURZ: Eine plötzlich auftretende, meist einseitige Schallempfindungsstörung unterschiedlicher Stärke, bis hin zum totalen Hörverlust.

HOMÖOPATHIE: Alternativmedizinische Heilmethode, begründet von Samuel Hahnemann (1755 – 1843). Leitsatz: »Ähnliches werde durch Ähnliches geheilt«. Die Substanzen für homöopathische Arzneimittel werden in einem speziellen Zubereitungsverfahren aufbereitet (»potenziert«).

HOROSKOP: Astrologische Berechnung und Abbildung des Planetenstandes zum Zeitpunkt der Geburt einer Person. Aus den Stellungen der Planeten (Konstellationen) werden Schlüsse bezüglich des Charakters und Schicksals der Betreffenden gezogen. ⇒ ASTROLOGIE. Ein schlechtes Horoskop ist, Frau Liba zufolge, ein »miserabliges HORRORSKOP.« Aber, nicht vergessen: »Es gibt keine Probleme, nur Herausforderungen!« ☺

HOT STONE MASSAGE: Massagemethode, bei der heiße Steine verwendet werden.

HP ⇒ HEILPRAKTIKER

HYPERAKUSIS: »Überhörigkeit«; akustische Überempfindlichkeit, bei der auch leiseste Geräusche zur Qual werden können. Betroffen sind bis zu 15 Prozent der Bevölkerung, insbesondere Menschen mit ⇒ TINNITUS.

HYPERTONIKER: Menschen mit zu hohem Blutdruck.

HYPNOSE: Suggestionsmethode, eingesetzt zu medizinischen und therapeutischen Zwecken (und manchmal auch zu unseriösen – in Shows). Die durch Hypnose bewirkte »hypnotische Trance« (⇒ TRANCE) ist gekennzeichnet durch tiefe Entspannung und einen veränderten Zustand der Aufmerksamkeit.

INKARNATION: 1.) Verkörperung der Seele in Menschengestalt. 2.) Zeitspanne, die eine Seele in einem bestimmten Körper verbringt. ⇒ WIEDERGEBURT ⇒ PASTLIFE

ISMAKOGIE: Übungssystem von Körper- und Atemübungen.

JANOV, Arthur: (*1924), Psychologe, Vater der ⇒ PRIMÄRTHERAPIE, Autor. Bekanntestes Buch: »The Primal Scream« (1970), deutsch »Der Urschrei«.

KALI YUGA (das oder der): Schlechtes/finsteres Zeitalter (also das, in dem wir leben).

KARMA: Spirituelles Konzept, wonach all unsere Handlungen und Gedanken Folgen haben (die guten gute, die schlechten schlechte), die sich in diesem oder in einem der nächsten Leben manifestieren. In den indischen Religionen ist die Karmalehre mit dem Glauben an die ⇒ WIEDERGEBURT verbunden.

KIESERN: Meine Bezeichnung für »zum Kieser-Krafttraining gehen«.

KINESIOLOGIE: Diagnostisches und therapeutisches Verfahren, dessen zentrales Werkzeug der sogenannte »Muskeltest« ist. (Soll wirksam sein, aber ich kann's einfach nicht leiden, wenn mir jemand so an den Armen rumzerrt.)

KREUZUNGEN ⇒ RADIÄSTHESIE

LOMI-LOMI NUI: Traditionelle hawaiianische Massage, Tempelmassage; enthält Elemente von Ritual, Tanz und Körperarbeit.

MAGIE: Hier: Die Beeinflussung von Menschen, Geschehnissen oder Gegenständen auf übernatürliche Art und Weise. Weiße Magie hat Schutz und Heilung zum Ziel, Schwarze Magie setzt auf Schadenszauber und Verwünschungen (sollte man also bleiben lassen).

MANTRA: Mantras sind heilige Silben oder Verse, göttliche Klangenergien. Sie bilden eine Art geistigen Schild, der spirituell Suchende schützen und unterstützen kann. OM oder AUM gilt als »Mutter der Mantras«, als Ursilbe und allumfassender Schöpfungsklang.

MAKROBIOTIK: Ernährungsweise, die auf dem chinesischen Prinzip von ⇒ YIN und YANG basiert. Wichtigste Nahrungsmittel sind Getreide und Gemüse.

MAYA: Illusion. Fehlwahrnehmung der Welt, (also unser angeblich normaler Zustand), die erst bei der ⇒ ERLEUCHTUNG vom Erkennen der Wahrheit abgelöst wird.

MAYR-KUR: Methode zur Darmsanierung, benannt nach ihrem Erfinder, dem Kurarzt Franz Xaver Mayr (1875 – 1965). Auch bekannt unter dem Namen Milch-Semmel-Kur.

MEDIATION: Hier: Methode, bei der eine vermittelnde Person (Mediator/in) streitenden Parteien hilft, privaten oder beruflichen Zoff zu vermeiden oder beizulegen, Gerichtskosten zu sparen und – vielleicht – die Welt ein wenig friedlicher zu machen.

MEDITATION: Spirituelle Praxis – oder natürlicher Zustand des Menschen? Letztlich nur erfahrbar; ähnlich undefinierbar wie ⇒ ZEN. Die Meditationstechniken aus vielen Kulturen und Zeiten sind zahl- und hilfreich, in der Meditation jedoch verschwinden Techniken und Meditierende. Was übrig bleibt, wird z.B. »Stille«, »Gott«, »Präsenz«, »Das Unbeschreibliche« oder »Das Allumfassende« genannt. Und so kann auch Kuchenbacken Meditation sein; kommt nur drauf an, wer ihn bäckt oder backt und mit welchem Bewusstsein.

MEDIUM: Vermittelnde Person im übersinnlichen Bereich. ⇒ HELLSEHEN ⇒ WAHRSAGEN.

MERIDIAN: Begriff aus der ⇒ TCM. Meridiane sind Energiekanäle im menschlichen Körper, auf denen auch die Akupunkturpunkte liegen.

MINDMACHINE: Audiovisuelles Stimulationsgerät (bestehend aus Kopfhörer und Spezialbrille) zur Beeinflussung der EEG-(also Hirn-)Wellen der AnwenderInnen durch gepulstes Licht (stroboskopische Effekte) und Ton.

MORDSGAUDI: Riesenspaß in Bayern, unter Bayern oder auf Bairisch.

NEUROLINGUISTISCHES PROGRAMMIEREN: Psychologische(s) Verfahren. Verflixt kompliziert zu erklären. Schaust du mal ins Lexikon ...

NEW AGE: Eine vor allem im letzten Drittel des 20. Jahrhunderts gebräuchliche Bezeichnung für ⇒ ESOTERIK im Umfeld der Hippie-Bewegung.

NOTFALLTROPFEN ⇒ BACH-BLÜTEN.

ORAKEL: 1.) Weissagung, 2.) Ort der Weissagung.

OSTEOPATHIE: Ganzheitliche Therapieform, die das Gleichgewicht der Körpersysteme (wieder-) herstellt.

PARASITENKUR: ⇒ CLARK-THERAPIE

PASTLIFE ⇒ WIEDERGEBURT

PENDELN: Methode der Informations- und Erkenntnisgewinnung mit Hilfe eines Pendels, z.B. beim ⇒ WÜNSCHELRUTENGEHEN.

PLAYSHOP: Wortschöpfung für einen Workshop (ein Seminar), bei dem der Fokus auf dem Spielerischen liegt.

PRANA (Sanskrit »Lebenshauch«): Nach hinduistischer Lehre die »Lebenskraft« oder »universelle Lebensenergie«. ⇒ FEINSTOFFLICHE ENERGIEN.

PRANAYAMA: Hier: Yoga-Atmung

PRIMÄRTHERAPIE: Psychotherapeutische Behandlungsmethode, entwickelt von ⇒ ARTHUR JANOV. Sie setzt auf die kathartische Wiederholung (genannt »Urerlebnis« oder »Primal«) vergessener oder verdrängter traumatischer Kindheitserlebnisse und wurde in den 1970er Jahren auch unter der Bezeichnung »Urschreitherapie« bekannt.

PROGRESSIVE MUSKELENTSPANNUNG: Übungsprogramm zur Tiefenentspannung, entwickelt von Edmund Jacobson (»Aktiv entspannen ist besser als passiv erleiden«).

QIGONG, Chigong oder Chikung: Teil der ⇒ TCM; meditative Bewegungs- und Atemübungen zur Stärkung und Harmonisierung des CHI (⇒ FEINSTOFFLICHE ENERGIEN).

RADIÄSTHESIE: Strahlenfühligkeit, mit deren Hilfe geologische Störzonen aufgedeckt werden können, wie etwa Kreuzungen, Wasseradern und Gitternetze. Als Hilfsmittel dienen ⇒ WÜNSCHELRUTENGEHEN und ⇒ PENDELN

REAL LIFE, »Wirkliches Leben«, kurz RL: So wird in der Computerszene das kaum vorstellbare Leben eines Menschen außerhalb der PC-Sessions genannt.

REIKI: bedeutet in etwa »Das Fließen universeller Lebensenergie« und könnte (etwas unzulänglich) als Entspannungsmethode definiert werden. Reiki wird im 1. Grad durch Handauflegen vermittelt, im 2. Grad auch durch Fernbehandlung. Als Schlüssel dienen jeweils bestimmte Symbole, die Anfang des 20. Jahrhunderts von dem japanischen Mönch Dr. Mikao Usui wiederentdeckt wurden.

REINKARNATIONSTHERAPIE, auch RÜCKFÜHRUNGSTHERAPIE: Therapeutische Methode, die auf dem Konzept der ⇒ WIEDERGEBURT beruht. Situationen aus »früheren Leben« gelten als Ursache(n) gegenwärtiger Probleme; um die auslösenden Ursachen bewusst zu machen und negative Auswirkungen im Jetzt zu beheben, werden spezielle Rückführungstechniken angewendet.

RESL von KONNERSREUTH: Eigentlich Therese Neumann (1898 – 1962), eine bayerische Magd, die wegen ihrer Stigmata und Nahrungslosigkeit berühmt wurde. Da solche Phänomene stets umstritten sind, sind auch Resls Wunder (noch immer) umstritten; aber der Resl wird's egal sein.

ROLFING oder Strukturelle Integration: Manuelle Behandlungsmethode, die in den 1950er Jahren von der Biochemikerin Dr. Ida Rolf (1896 – 1979) entwickelt wurde.

ROLLTRABEN: Spezielle Lauftechnik mit MBT Schuhen.

RÜCKFÜHRUNG ⇒ REINKARNATIONSTHERAPIE ⇒WIEDERGEBURT

RUMI, JALALADIN: Islamischer Mystiker, Gründer eines Derwischordens; lebte im 13. Jahrhundert in Persien.

RUNEN: Die ältesten Schriftzeichen der Germanen, in Gebrauch vor allem zwischen dem 2. und dem 12. Jahrhundert in Südskandinavien.

SAFTFASTEN: Methode des Heilfastens, bei der ausschließlich Obst- und Gemüsesäfte getrunken werden.

SAMSARA: Der (als leidvoll betrachtete) Kreislauf der Wiedergeburten, der erst mit der ⇒ ERLEUCHTUNG (oder auch »Befreiung« aus eben diesem Kreislauf) endet.

SCHAMANE, SCHAMANIN: In etwa: ZauberkundigeR, HeilkundigeR, PriesterIn. (Hier ist's wie mit dem ⇒ ZEN, eine Definition ist letztlich nicht möglich.) Eine Schamanenprüfung kann man sich in etwa so vorstellen: Du wirst in ein Krokodilbecken geworfen; wenn du heil wieder raus- oder wenigstens mit dem Leben davonkommst, hast du das Zeug zum Schamanen oder zur Schamanin.

SECOND LIFE, »Zweites Leben«, kurz SL: Tolle virtuelle Welten mit kompletter Infrastruktur samt Werbung und Geldgeschäften, in denen SL-Begeisterte als künstliche »Avatare« herumschwirren, bis sie das Gefühl für ⇒ REAL LIFE und den Verstand verlieren.

SELBSTVERWIRKLICHUNG: Das Bestreben des Menschen, sein Potential zu erkennen und zu entfalten. (Je nachdem, auf welcher Ebene man dieses Potential ansiedelt, können die Ergebnisse recht unterschiedlich ausfallen.)

SESSION: Hier: Therapeutische Sitzung.

SHAMANIC HEALING: Methode der Geistheilung; bestimmte Formen von Energiearbeit in therapeutischem und spirituellem Kontext.

SHAKTI und SHIVA: Göttin Shakti steht für das weibliche, Gott Shiva für das männliche Prinzip. Shakti ist auch die alles umfassende Ur-Energie.

SHIATSU: Aus Japan stammende Körpertherapiemethode(n), bekannt als »Fingerdruckmassage«, jedoch mehr als das; energetische Arbeit wird hier mit manuellen Behandlungsmethoden verbunden.

SHIVALINGAM: Stein oder Skulptur; Darstellung von männlicher und weiblicher Energie in Vereinigung; häufig zu finden in indischen Tempeln.

SIBYLLE: Prophetin, weissagende Frau; SIBYLLINISCH ist demnach ihre Weissagung.

SIRSASANA: Sanskrit für »Kopfstand« (als Yoga-Übung, nicht als emotionale Entgleisung).

SPARSTRUMPFSCHRUMPF: Ebbe im Portemonnaie; besonders häufig bei BAföG- und Hartz-IV-EmpfängerInnen, Alleinerziehenden und Rentnerinnen.

SPIRITUALITÄT bedeutet »Geist, Hauch« und lässt sich in etwa übersetzen mit »die Dimension des Göttlichen in uns«; auch die Suche nach dieser Dimension bzw. der Versuch, diese Dimension zu leben, werden darunter verstanden. (Und noch vieles, vieles mehr, weil fast jedeR etwas anderes darunter versteht – oft genau das, wovon sich die Betreffenden die größten Vorteile versprechen.)

SYMBIOSELENKUNG: Alternativmedizinische Therapie zur positiven Beeinflussung der Darmflora und zur Stärkung des Immunsystems.

TCM: Traditionelle Chinesische Medizin.

TANTRA: Uraltes religiöses System. Grundprinzipien: Einheit von Spiritualität und Sinnlichkeit, Verehrung des Weiblichen als Ur-Energie. Konzept: Der höchste Bewusstseinszustand wird erreicht durch die rituelle Vereinigung von Mann und Frau. Tantrisches Symbol: Lingam-Yoni (⇒ SHIVALINGAM). Tantrisches ⇒ MANTRA: Om mani padme hum (»Heil dir, Juwel im Lotos«). Tantrisches Zitat: »In Wahrheit ist jeder Körper das Universum« – zitiert in »Tantra – Eintauchen in die absolute Liebe« von Daniel Odier.

TAROT (das, der): 78 Symbolkarten, die zum ⇒ WAHRSAGEN eingesetzt werden oder um psychologische Erkenntnisse zu gewinnen.

TELEPATHIE: Übersinnliche Wahrnehmung von Gedanken oder Gefühlen eines anderen Menschen. (Kennt fast jedeR als »Gedankenübertragung«.)

TINNITUS: (Tinnitus aurium, »Ohrenklingeln«). Hier: Symptomatik, bei der Geräusche gehört werden, die für die Betroffenen unerträglich sein können, für andere jedoch nicht wahrnehmbar sind.

TRANCE: ⇒ HYPNOSE. Frau Liba sagt: »Is' ganz norrrmal und erlebn mir alle jedn Tag, immer wenn mir sitzn so da und schaun mer nur so vor sich hin. Sag' ich dazu ›ins Narrenkischtl schaun‹.«

TRENNKOST: Ernährungsform, bei der eiweiß- und kohlenhydrathaltige Lebensmittel »getrennt« gegessen werden, also nicht gleichzeitig bei einer Mahlzeit.

TRIPPEL-ELLIS, die: Hühneraugen-High-Heels; unbequeme, aber als chic geltende Damenschuhe mit hohem Absatz.

UPANISHADEN, die: Sammlung spiritueller Schriften des Hinduismus. Bestandteil der ⇒ VEDEN

VEDEN, die (Sanskrit »Wissen«): Heilige Schriften des Hinduismus.

VISION: Bild oder Bilderfolge, die dem geistigen Auge erscheinen. »Aber Vorrsicht! «, sagt Frau Liba, »denn is' net alles Vision, was siehsch in dein Kopf; is' manchmal auch bloß Phantasie mit Schneegesteeber!«

VOICE DIALOGUE : Therapeutische Methode, die darauf abzielt, die (oft widersprüchlichen) Stimmen der in uns lebenden Teilpersönlichkeiten kennenzulernen*, zu integrieren und in Harmonie zu bringen, unter Leitung des bewussten Ichs, das gleichsam als Dirigent wirkt. (*Wobei ich sehr erleichtert bin, dass »kennenlernen« nun doch wieder zusammengeschrieben werden darf, genau wie »zusammenschreiben«.)

VOLK, DAS KLEINE: Hier: Feen, Alben, Elfen, Zwerge, Wichtel und ähnliche kleine Wesen.

WAHRSAGEN: Prophezeien. Methode der Zukunftsprognose mit verschiedenen Hilfsmitteln. Professionelle Wahrsagung ist mitunter auch unwahr, unsinnig oder betrügerisch. Aber Frau Liba behauptet ohnehin, dass jedeR es könne: »denn wer sagt Wahrrrrheit, is' Wahr-Sager.« Nur dürfen muss man sich halt trauen ...

WASSERADER ⇒ RADIÄSTHESIE

WEIZENGELKUR (Achtung, Weizen-Gel-Kur, nicht Weiz-Engel-Kur!): Leichte und entschlackende Breinahrung aus Weizenflocken.

WELLNEPP: Abzocke mit Wohlfühlangeboten.

WELLNESS: Die lichtere Palette der Wohlfühlangebote.

WG: Wohngemeinschaft mehrerer Personen, wobei in aller Regel eineR dabei ist, der oder die den anderen WG-Mitgliedern den Eisschrank leer frisst, dafür aber nicht putzt. (Gleichwohl keine schlechte Lebensform in einer Gesellschaft, in der die Einsamkeit oft die einzige Gemeinsamkeit ist.)

WIEDERGEBURT: Konzept, nach dem die Seele eines Menschen sich bis zur ⇒ ERLEUCHTUNG immer wieder neu verkörpert. Ein »früheres Leben« wird auch »Pastlife« genannt.

WÜNSCHELRUTENGEHEN, auch Rutengehen oder Muten. Zweck: Lokalisation z.B. von Wasseradern oder schädlichen Erdstrahlungen. Vorgehen: Ein gegabelter Zweig, der an seinem Zwei-Ende mit beiden Händen gehalten wird, zeigt durch »Ausschlagen« (Eigenbewegung der Gabel) Störzonen an. In Europa schon seit Jahrhunderten bekannt. ⇒ GEOMANTIE.

YIN und YANG: Die dualen, sich ergänzenden Energiemanifestationen der Lebensenergie. Yin steht für die Nacht, das Wasser, das Weibliche, (usw.), Yang repräsentiert den Tag, das Feuer, das Männliche (...). Yin und Yang im Gleichgewicht bedeutet Harmonie für Menschen, Erde, Kosmos.

YOGA, der (!): Oberbegriff für verschiedene aus Indien stammende spirituelle Wege zur Befreiung von der Fehlwahrnehmung der Welt (⇒ MAYA). Es gibt verschiedene Yogawege, z.B. Karma-Yoga (Weg der Pflichterfüllung) und Bhakti-Yoga (Weg der Liebe und Hingabe). Der bei uns vor allem bekannte Hatha-Yoga (Weg der Körperbeherrschung) ist ein spätes Yoga-System. Raja-Yoga gilt als »Königsweg«, der alle Yogaformen umfasst. (»Schlankheitsyoga« z.B. ist eine Erfindung der Wohlfühlindustrie. Frau Liba sagt: »Bei Schlankheitskur gibt's heckstens Jojo-Äffäckt, aber kein Yoga-Äffäckt!«)

ZODIAC: 1.) Tierkreis (Zodiak). 2.) Schlauchboot. (Alphabetisch unordentlich und absichtlich vor ⇒ ZEN; ein Schlauchboot bildet doch keinen würdiger Schluss!)

ZEN, Zen-Buddhismus: Auf meine Bitte, eine kurze und prägnante Definition von »Zen« zu geben, schrieb meine Zen-Freundin: »Ist fast nicht möglich – das wäre der übliche Wellnessquatsch!« Und sie schrieb mir noch diesen Spruch: »Schiebe alle Betroffenheit beiseite und lass die Myriaden Dinge ruhen. Zazen heißt, nicht Gutes denken, nicht Schlechtes denken. Es ist kein bewusstes Bemühen. Es ist keine Innenschau. Begehre nicht, ein Buddha zu werden: kümmere dich nicht darum, ob du sitzt oder liegst. Sei maßvoll in Essen und Trinken. Sei achtsam auf das Vergehen der Zeit und übe dich in Zazen, als ginge es um dein Leben.« (Zen-Meister Dogen, 1200 – 1253)

»... Brauchsch also Errrfahrung, unbetriegliche Nase und Spitzen-Fingerspitzengefiel, sonsch is' unmeglich rrrauszufindn, welche Rose is' ächt und aus Gottes Garten!«

(Frau Liba)